限界を超える子どもたち

脳・身体・障害への新たなアプローチ

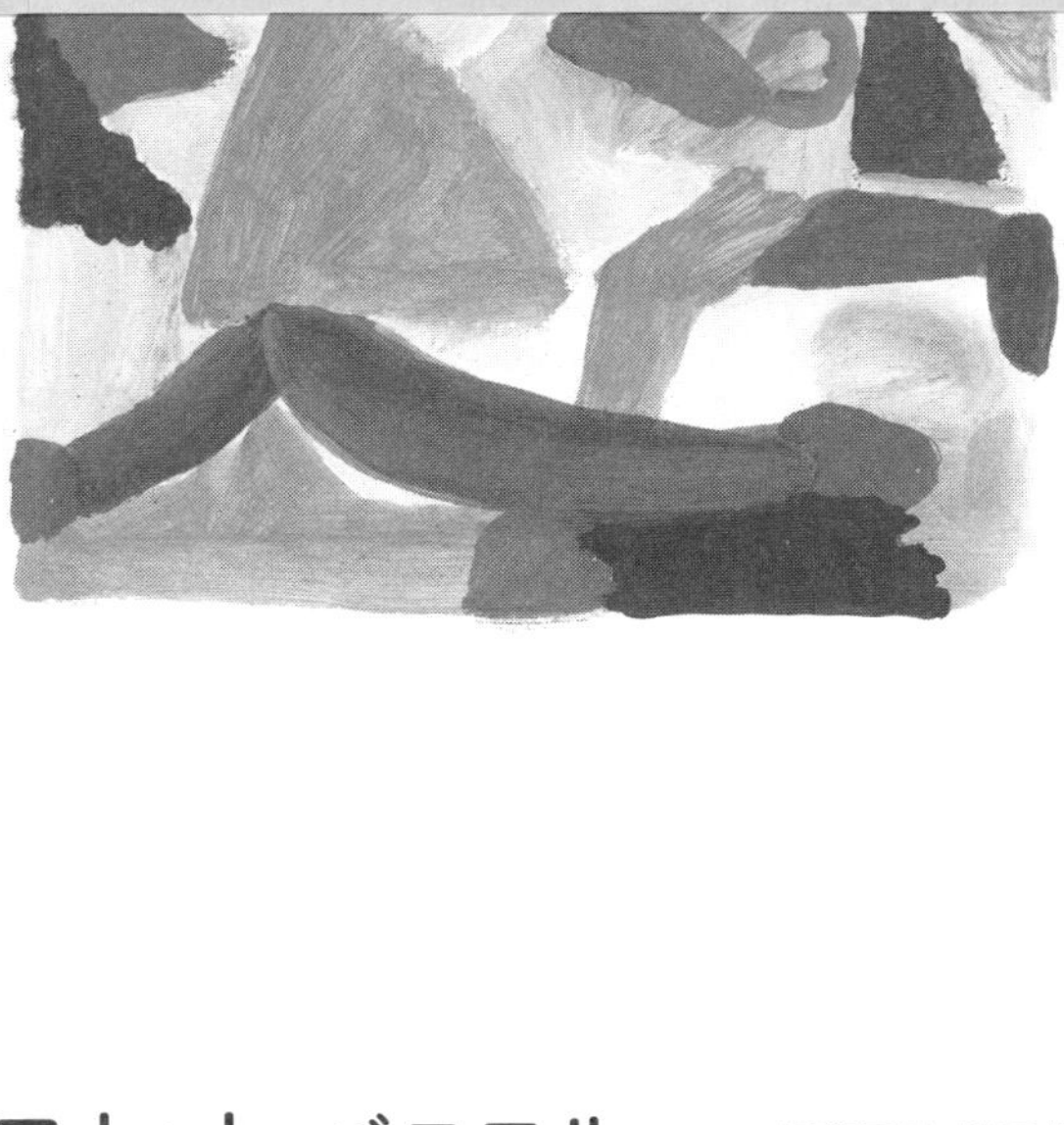

アナット・バニエル——著　伊藤夏子・瀬戸典子——訳

マイケル・マーゼニック（脳神経学者）

この本は、子どもを愛し支援しているすべての人への贈り物です。本書を手にとり、著者のメッセージを受けとってください。アナット・バニエルのアプローチは、特別な支援を必要とする子どもたちとの豊かな実践から生まれました。彼女は子どもたちの脳が変わっていくことができるのをくり返しみてきました。子どもたちは人生に目覚め、能力を獲得し、力強く生き方を変えていきました。私たちの脳には「可塑性《かそせい》」があります。一生を通じて脳は変化しつづけます。

ここに登場する子どもたちは、困難を抱えながらも、家族の愛情と支援者の熱意に支えられ、「脳の可塑性」を最大限に活用しています。アナットの説明は明晰です。彼女は、脳が変化をするという人間が生まれながらにもつ素晴らしい力が、奇跡の材料となりうることを教えてくれます。

私は長年、「再構築する脳」の力を子どもや大人に役立てる方法を解明したいと、科学の分野で取り組んできました。数十年の研究を経て、私たち科学者は神経科学の観点から脳の可塑性を支配する「法則」を明らかにしました。そして、よりよい変化をもたらすためには脳をどのように働かせるのがよいかがわかってきました。

驚くべきことに、同じ時期、アナット・バニエルはまったく異なる方法で、ほぼ同じ法則を導きだしました。彼女はそこに留まらず、この法則を実践的なわかりやすい言葉で説明し、親をはじめ、子どもに関わる人たちの取り組みに役立つようにしています。

アナットがこの道に進んだきっかけは、すぐれた先見者だったイスラエルのモーシェ・フェルデンクライスに師事したことでした。彼女はフェルデンクライスの教えをベースに特別な支援を必要とする大勢の子どもたちと関わり、注意深く観察を行ない、どのように子どもとつながり、その子の力になることができるかを明確にしてきました。「希望のない子ども」を助けるというアナットの評判を聞き、いろいろな子どもがやってきました。彼女はあらゆる症状の子どもと関わることになり、その経験から二つの重大な事実を発見しました。

一つめの発見は、特別な支援が必要な子どもの能力を制限しているものは、子どもを発達させてくれるものと同じ、脳の可塑性の原理だということです。

二つめの発見はさらに重要なもので、「希望のない子ども」のケースのほとんどは、じつはそうではない（希望がないわけではない）ということです。アナットは脳の可塑性の原理を「９つの大事なこと」として、みごとに説明します。

この本は、私が「脳の可塑性革命」と呼んでいることの、実践的でわかりやすい解説書になっています。私たちの脳は変化しつづけます。新しいことを習得するたびに脳は回路をつなぎなおし、再構築されて、専門的な処理ができるようになるのです。この素晴らしい脳の力を生活にとりいれるには、どうすればよいのでしょうか。どうすれば、これを子どもの成長に役立てることができるのでしょうか。反応することにさえ苦労し、動くことや理解することに困難があり、自分の意思で自分の世界を動かすことができない子どもは、とりわけ脳の可塑性をおおいに利用することでどんどん成長し、能力を向上させていくことができます。アナットが本書で美しく描写するように子どもたちと本当につながることができれば、そして、そこに適切なガイダンスがあれば、ほぼすべての子どもが目に見えるかたちで継続的に、ときに驚くほどの成長をとげることができるでしょう。

子どもが成長の軌道に乗るまでは、困難がともなうことでしょう。もっとよく働く、もっと力強い脳にしていくためには、いま、子どもがいるところから始めましょう。いまの脳の状態から始めましょう。それぞれの子どもに必要なアプローチがあります。みなさんの熱心な取り組みも欠かせません。本書が示す原理は、一人ひとりに応じた取り組みを実現するための新しい視点を与え、子どもの力強い歩みを手助けできるようにしてくれるものです。

毎日の脳の神経回路の小さな変化が、一年たつころには大きな歩みとなり、子ども時代を通じてとても大きな発達をもたらすということを忘れないでください。本書には素晴らしい実例がたくさん登場します。そこでは、神経の新しい回路が生まれることで、子どもにまったく新しい一連の可能性が開ける様子が描かれています。アナット・バニエルは、脳の働きを支配する原理をどのように実践に生かし、子どもを成長の軌道に乗せることができるかを説明します。この成長の道に踏みだせば、小さな歩みの一歩一歩が、子どもにとっても、あなたにとっても、心躍るものとなることでしょう。

本書のアドバイスをしっかりとりいれてみることを心からお勧めします。そうすれば、子どもの真の力になるためにはどうすればよいかが、はっきりとわかるはずです。

（カリフォルニア大学サンフランシスコ校名誉教授、米国科学アカデミー・米国医学アカデミー会員）

限界を超える子どもたち　目次

3つめの大事なこと★ バリエーション　111

子どもたちとの取り組みを本にまとめてほしい——もうずいぶんまえから、親御さんや教え子たちにそう言われてきました。私がこれまで出会った特別な支援を必要とする子どもたちは、生後数週間からティーンエイジャーまで、数千人にのぼります。かれらの変化を同僚たち（育成したプラクティショナー）とともに長年、観察してきました。そして、私が知りえたことを子育てに関わるみなさんに伝えなければと、強い責任感を覚えるようになりました。

ちょうど昨日、幼いとき脳に損傷を負った十四歳の少年に会いました。彼は目が見えず、言葉を発することも、自発的に動くこともありません。私の同僚と数回のレッスンを行なったあと、昨日、私とレッスンをしました。そこで少年は生まれてはじめて声を発し、脚を動かしはじめました。腕の固さも和らぎました。この少年が一連のプロセスに参加していることは明らかでした。単純な動きを指示すると、それに従って動くことさえしました。彼は目覚めはじめたのです。

レッスンの終わりぎわ、息子の世話に人生を捧げてきた母親と私は見つめあいました。この、ひかえめではあるけれど素晴らしい変化を見て、私たちの目には涙が浮かんでいました。でも、頭をよぎったであろう思いを口にすることはありませんでした。「十四歳にしてこれほどすぐに変化し、これまでにない方法で生きることができるのなら、十三年前にこうした機会を与えられていれば、いまごろどうなっていただろうか」。少年の母親は「あなたの取り組みをもっと早く知りたかった」と言いました。これまでおおぜいの親に言われてきたことです。

画期的な変化は、彼にかぎったことではありません。これは何千というこれまでの取り組みの一例です。私は子どもたちがどんな可能性を秘めているかを、支援に関わるみなさんにお伝えしたいと思っています。

この仕事を始めた三十年ほどまえ、親たちが、レッスンを通して変わっていく子どもを見て奇跡だと言うのを聞き、びっくりしました。しかし当時の私は、子どもの変化が本物だと気づいてはいましたが、レッスンとの因果関係を理解できていませんでした。それから歳月を重ね、私は目にする成果が「まぐれ」ではないことを確信しました。自発的に回復したとか、もとの診断が間違いだったという説明が当てはまらないほど、さまざまな症状の子どもたちにくり返し成果がみられたからです。

私は何千人もの子どもたちと関わり、そのみごとな変化を観察してきました。けれども、奇跡を起こしたと思うことは一度もありません。子どもたちの変化はその脳の中で起こっていることで、すべては脳の力によってもたらされたと理解しています。自閉症、脳性まひ、注意欠陥・多動性障害（ＡＤＨＤ）ほか、さまざまな診断を受けた子どもが飛躍するのを見るたびに、できるだけ多くの子どもたちにこの取り組みを伝えなければと感じてきました。親御さんと介助をしているみなさんに、簡単で実践しやすい方法をお教えしたいと思います。

これからご紹介する方法は、パラダイムの転換をもたらし、支援のあり方を一変させるものです。お子さんは大きな変化を体験するはずです。子どもたちは、フタがされている能力を活用できるようになるのです。

私は、モーシェ・フェルデンクライス博士の教え、子どもたちとの取り組み、脳神経学の知見にもとづき、理解を明確にしてきました。科学は日進月歩で人間の脳の可能性を解き明かしています。古い概念をうちやぶり、限界を押し広げ、健康な脳も傷を負っている脳も、よりよく働くことのできる新しい道がつぎつぎと開けています。驚くべき可能性を実現させるためには、脳は変わることができるということ、「脳の可塑性《かそせい》」を理解する必要があります。お子さんがどんなに特別な状況であっても、どんなに個性的な生育であっても、実践できる簡単な原理が必要です。それを示すことが本書の目的です。

第Ⅰ部は、子どもの脳がどのようにしてよくなる方向に変化し、その子の人生までもが変わりうるか、ということを理解してもらうために書きました。

第Ⅱ部（9つの大事なこと）は、眠っている子どもの能力を引き出すために、脳が何を必要としているかを説明しました。各章の終わりには、毎日の生活のなかで子どもと取り組むことができる具体的な方法とヒントを紹介しています。「9つの大事なこと」と取り組みのヒントは、子どもの脳の可能性を引き出し、まさに実現させていくものです。

まず、第Ⅰ部から読むことをお勧めします。そこで基本的な考え方をつかんだあと、第Ⅱ部の「1つめの大事なこと　注意を向けて動くこと」を読んでください。あとにつながる大事な鍵です。その後は本の順番どおりに読んでも、気になる章から読んでもいいでしょう。ひとつの章がすっかり自分のものになるまでに数日かかると思います。スキルを習得し、理解を深める時間が必要です。ひと通り読んだら、折にふれて読み返し、さらに学びを深めてください。

お子さんが限界を超えていく手助けをするための力強い方法が見つかるはずです。それでは、子どもたちの脳のとてつもない可能性を引き出す旅へ、いっしょに踏みだしましょう。

アナット・バニエル

*は訳者注です。プライバシーに配慮し、子どもと親の名前は仮名にしています。

第I部

新しいアプローチのために

「ある女の子との出会い」

人生の一瞬一瞬に、
私たちの知らない可能性が眠っている
――ティク・ナット・ハン（ベトナム出身の仏教者）

私が「特別な支援を必要とする子ども」と関わるようになったきっかけからお話ししましょう。

子どもと向きあう仕事に、最初からとりたてて関心があったわけではありません。身近に特別な支援が必要な子どもがいたわけでもありません。私は故郷のイスラエルで、痛みや故障を抱えるプロの音楽家、ダンサー、スポーツ選手などを相手に仕事をしていました。それまで子どもを相手に仕事をしたことはなく、また、そのつもりもなかったのです。

きっかけは、ある女の子と出会ったことでした。

動けない赤ちゃん

一九八〇年九月。私は師事していたモーシェ・フェルデンクライス博士[*]とともに、ヨーロッパからアメリカに来ていました。フェルデンクライス博士はアメリカでワークショップと個人レッスンを行なう予定で、私はそのアシスタントです。

ニューヨーク・マンハッタンでのレッスン初日の朝。チャイムが鳴りドアを開けると、感じのよい若い夫婦が、泣き叫ぶ赤ちゃんをなんとかなだめようと抱きかかえて立っていました。赤ちゃんは激しく泣いていて、レッスンを受けるどころではありません。博士が両親と面談をするあいだ、私はその赤ちゃんをみているように頼まれました。

赤ちゃんは一歳一か月の女の子で名前をエリザベスといいました。

長イスの上で泣き叫ぶエリザベスは、それはそれは苦しそうでした。しかも、彼女は自分で動くことができなかったのです。私はどうすればよいかもわからぬまま、楽にしてあげたい一心で抱き上げました。

しばらくすると腕の中でエリザベスは泣きやみ、心地よさそうな表情をしました。エリザベスの涙をぬぐって、その小さな顔をのぞきこみました。いまから思えば、このとき私が感じたことを裏づけるものは、なにひとつありません。けれども、私はこのとき、彼女としっかりつながっていると感じたのです。さらに私は、エリザベスが私とつながろうとしていると感じ、彼女がそのつながりを心地よく感じているのだと思いました。エリザベスの大きな茶色の瞳をのぞきこんだとき、そこに、れっきとした人間——意識——を感じたのです。のちに彼女の診断結果を知ったのですが、それは、私が感じたこととは正反対の深刻なものでした。

＊モーシェ・フェルデンクライス（一九〇四—一九八四）——みずからの負傷をきっかけに、身体の動きと治癒・感覚・思考・学習の関係性を追究した心身統合の実践家。フェルデンクライス・メソッド創始者。物理学者で、柔道の黒帯保持者でもあった。

エリザベスは「脳の広い範囲を損傷している」と診断されていました。当時はまだMRIなどによる脳のスキャンが一般的ではなかったので、そのようにしかいえなかったわけです。たしかに、エリザベスの身体は骨や筋肉が役目を果たしているとはいえない状態で、左側の筋肉は痙縮《けいしゅく》が強く、瞳は焦点があいませんでした。彼女が自分の身体の存在に気づいているとも思えませんでした。(この十八年後、新しい技術によってエリザベスは小脳の三分の一が欠けていることがわかった。正式な診断名は小脳低形成である。)

理学療法士がついて半年になるとのことでしたが成果はほとんどみられず、ふたりの著名な小児神経科医の診断も絶望的なものでした。医師のひとりからは、生涯を施設で暮らすことについての提案がありました。医療は、エリザベスが自分の力で何かをできるようになるという希望をまったく与えてくれなかったのです。エリザベスの両親は打ちのめされていました。どうしても診断結果を受け入れることができず、もっと幸せな選択肢があるはずだと必死でした。娘の人生をあきらめることができなかったのです。

エリザベスの父親は、「娘の顔をのぞきこむと、閉じこめられ、自分を表現できずにいる〝知性〟をたしかに感じるのだ」と言いました。それは、彼女の顔を見つめたときに私も感じたことでした。私はこの両親とともに、エリザベスのために働くことを決意しました。

最初のレッスンでわかったこと——脳が身体を認識していない

面談を終えて戻ってきたフェルデンクライス博士と両親は、エリザベスが私の腕の中で落ち着き、覚醒していることに驚いたようでした。興味深そうに見ていた博士は、私に、レッスンのあいだエリザベスを抱いていていてほしいと言いました。そのままレッスン室に移動すると、私はマッサージ台のような低い台の端に腰をかけ、エリザベスを膝の上に抱きました。私たちと向かいあって、フェルデンクライス博士が背もたれのついたイスに座りました。

初めての人には、博士が何もしていないように見えたことでしょう。エリザベスの筋肉をマッサージするわけでも、背中を矯正するわけでもなく、黙って、じっと、彼女を観察しているのです。この、肌で感じられるほど強力な集中力は、フェルデンクライス博士が「レッスン」を行なうときの特徴でした。

しばらくすると、博士は手を伸ばし、エリザベスの背中の上のほうに触れました。そして彼女の左右の足をやさしく、いろいろな方法で動かしてから、両手、両腕、それから顔に軽くタッチしました。

博士の集中と静かな意図に息をあわせていた私は、エリザベスに眠っている知性が形をとりはじめるのを感じました。この知性は、まるで魔法のように希望的な疑いようのない方法で、その姿を現しました。エリザベスが、注意を向けていたのです。

フェルデンクライス博士とエリザベスとのあいだに関係性が生まれていました。私が腕の中で感じた変化はかすかながらも明らかなもので、閉じこめられていたエリザベスの知性――自分への気づき――が目覚めはじめたことを示していました。

エリザベスの初回レッスンは、両親との面談を含めて一時間たらずでした。

翌日もレッスンに訪れたエリザベスはやはり激しく泣いていましたが、私が抱くと落ち着いたので、そのままレッスン室に連れていきました。エリザベスの身体が膝の上でぐにゃぐにゃするので、私は自分の胸で彼女の背中を支えるようにして座りました。

フェルデンクライス博士は、両手でやさしくエリザベスの頭をはさむと、このうえなく軽い力で引き上げました。このとき、私は彼女の骨盤が動いていないことに気づきました。これは貴重な観察です。通常、子どもは、頭が持ち上がると背中の下の部分が反り、骨盤が前にせり出します。赤ちゃんの脳は発達の早い段階で、そのような動きのパターンを習得するからです。

私は、エリザベスの骨盤の両側に左右の手をおくと、博士が頭をやさしく持ち上げるのにあわせて、かすかに前に押しました。頭と腰の動きの関係性を脳に教えるように、です。わずかな力しかかけなかったのは、持ち上げた頭を博士が下ろすとき、骨盤を引っこめるという感覚をエリザベスがつかめるようにするためでした。

この動きをしばらく続けていると、エリザベスは、頭の動きと連携して骨盤を前後に揺らしはじめました。彼女の脳が、頭と骨盤の動きの関係性を理解したのです！　腕の中のエリザベスの全存在がまさに目覚めつつあるのを私は感じました。

動きを与えることで脳が学習を開始する

このとき、エリザベスは一歳一か月でした。通常、この月齢の子どもは自分で座ることができますが、彼女にはできません。でも、私たちは、彼女を座らせようなどとは考えてもいませんでした。エリザベスはまだ、自分に背中や骨盤や頭があるということに気づいてもいない感じだったのです。彼女の脳は、身体のそれぞれの部位とまだ関係性をもっていないようでした。座ることができないのは、脳が、身体とつながる豊かな回路をまだつくりだしていないからでしょう。

身体のさまざまな部位と脳の回路がつながり、身体の部位と部位がたがいにつながれば、エリザベスには、座る方法を自分で見つけだすのに必要な材料がそろったことになるはずです。そうすれば彼女の脳は、手に入れた情報を使い、筋肉に対して座るための方法を指令するパターンをつくりだすはずです。さらに、彼女の脳は同じ情報を使って将来さまざまな能力を獲得し、その能力を磨くことができるようになるはずです。

一連の取り組みの目的は、エリザベスの脳を「学べる脳」にすることでした。私たちは

〝座ることができないのは、脳が、身体とつながる豊かな回路をまだつくりだしていないからでしょう〟

この取り組みを、セラピー（治療）ではなく、レッスンと呼んでいます。私たちの注意、意図、気づきに子ども自身の集中力が重なって脳に情報が流れこむとき、めざましい変化が起こるのです。

二回目のレッスンが終わり、一部始終を見ていた父親の腕にエリザベスを返したところ、姿勢に明らかな変化が起きていました。父親と向きあって抱っこされたエリザベスは、首が座っていたのです。さらに、彼女は自分から背中をのけぞらせ、頭を逆さにして私を見ると、その頭を戻しました。彼女は自分で発見したこの遊びにはしゃいでいました。生まれてはじめて自分の身体を動かし、自分の意思で動く喜びを味わっていたのです。エリザベスは遊んでいました。遊ぶためには感じ、考え、機能する脳が必要です。自分に気づき、まわりの世界に気づかなければ、遊ぶことはできません。

姿勢に変化がみられたこと、頭と背中を意図的に動かしたこと、そして遊ぶようになったことは、盛大にお祝いすべきことでした。広く損傷を受けているエリザベスの脳が、学ぶことができること、心身を自分の意思で制御できるように脳それ自体を整理《オーガナイズ》していけること、そしてゆくゆくは彼女の人生を切り拓いていけることを告げていたからです。

エリザベスとのレッスンが終わると私はイスラエルに帰国しましたが、そのときすでに心は決まっていました。数週間後、フェルデンクライス博士はつぎの子どもを紹介してくれました。私の目の前には、可能性に満ちたまったく新しい世界が開けていました。

エリザベスが歩いた！

エリザベスと私のレッスンは二十年以上、続きました。彼女はチャンレンジすること、学ぶことをけっしてやめず、あらゆる負の予想を裏切って、豊かな能力を獲得していきました。

エリザベスとレッスンをするとき、私は、彼女が何をしているか、何を感じているか、何を考えているかにすべての注意を向けました。それと同時に、彼女が自分の能力に気づき、それに磨きをかけ、つぎの新しい能力を獲得するのに役立ちそうなチャンスを探すようにしました。私はエリザベスと一体になりながらも、彼女にチャンスをもたらす源泉となりました。ふたりで見つけたチャンスの多くは、エリザベスひとりでは見つけることのできないものだったかもしれません。

ふたりで取り組んだレッスンを思い返すとき、突破口となった数かずの場面がよみがえります。そのなかでも、とりわけ鮮明に思い出される場面があります。アナット・バニエル・メソッドと呼ぶことになる取り組みのダイナミックさを鮮やかに示すエピソードです。

エリザベスが七歳のときのことです。彼女は自分で立ち、つたい歩きができるようになっていましたが、ひとりで歩くことはできませんでした。挑戦するたびに一歩か二歩でバランスをくずし、よろめいていろいろな方向にばったり倒れてしまうのです。何か月ものあいだ、私は彼女に何が必要なのかを考えていました。

このとき、エリザベスはまだボールを受けることができませんでした。私がボールを投げると、両手を前に伸ばしたまま固まってしまうのです。ボールが投げられた瞬間に目が固まり、ボールの動きを追うことができません。大きなビーチボールをゆっくり投げてみても、結果は同じでした。

しかし、セレンディピティー（偶然の発見によって幸せがもたらされること）とは、まさにこのことです。あるとき、レッスンの途中でエリザベスはティッシュをほしいとお願いしてきました。ティッシュボックスから一枚をぬいて渡そうとした私は、これだ！　と思いました。ティッシュを自分の顔の前に広げ、エリザベスのほうを向いて息を吹きかけたところ、ティッシュはエリザベスに向かってフワフワと、やさしい風に吹かれた木の葉のように舞い降りていきました。これこそが望んでいた瞬間でした。エリザベスは、ゆっくりと漂うティッシュを目で追い、手でつかまえることができたのです。

現代の脳科学の知識をもってふり返ると、このとき、エリザベスの脳に劇的な変化が起きたことがわかります。ティッシュを目で追い、つかまえるという複雑な動作をすることで、脳のさまざまな神経細胞のあいだに莫大な数の新しいつながりが生まれ、新しいパターンがつくりだされたのです。

エリザベスはティッシュをつかまえられるようになったことに興奮し、世界一楽しいゲ

〝生まれて
はじめて
ひとりで
歩くという
途方もない
変化が
起きていました〟

ームを見つけたかのように上機嫌でした。突然、彼女は動きを止めて息を整えると、ティッシュを顔の前に持ち上げました。……ピンときました。ティッシュを私に吹き返そうとしているのです。

エリザベスはティッシュに息を吹きかけましたが、息が強くなかったのでティッシュは足元に落ちてしまいました。彼女はしゃがみこんで拾っては、何度も挑戦しました。そのとき、思いがけないことが起きました。

エリザベスが、ティッシュを追いかけて歩いたのです。ティッシュが床に落ちないように何度も息を吹きかけながら、私に向かって歩いてきたのです。陽気に笑いながらティッシュに息を吹きかけ、まったくひとりで歩いていたのです。

目の前で、生まれてはじめてひとりで歩くという、エリザベスの途方もない変化がくり広げられていました。ティッシュ遊びに夢中のエリザベスは、自分が歩いていることにすら気づいていません。彼女はそれまでに得ていた能力に加えて、新たにティッシュを目で追うという能力を獲得し、そのことで歩くという能力をも手に入れたのでした。

できることに注目しつづけて――エリザベスのその後

エリザベスと関わるとき、忘れず心にとめていたのは、「いまある能力に注目する」ことでした。できないことに注目するのではなく、すでにある能力をさらに大きな能力に発

“できないことに注目するのではなく、いまある能力に注目し、それを発展させること”

展させることをくり返し行なったのです。

そのようにして、エリザベスは話すこと、読むこと、書くことを覚え、友だちをつくることを覚え、社交性を身につけることができました。ティーンエイジャーとなり、成人を祝う式典に参加した彼女の姿を見て、私は涙が止まりませんでした。私だけなく、会場にいた大勢の人が涙を流しました。

それから何年か経ち、私のもとに結婚式の招待状が届きました。式の当日、純白のドレスに身を包み、お祝いに駆けつけた人たちに囲まれたエリザベスはまばゆいばかりでした。現在三十代のエリザベスは、二校の素晴らしい大学で修士号を取得し、事業を経営し、幸せな結婚生活を送っています。最近、電話で近況を伝えてくれたときには、情熱を注ぐものが見つかって幸せだと言っていました。

エリザベスの歩みは、私の仕事のひとつの指標となっています。限界を超えて奇跡をつかむことが夢ではないということを、彼女は私たちに教えてくれます。

わが子の可能性、脳の可塑性

親であるみなさんは、「わが子はどのように成長できるだろうか」と考えることでしょう。この問いかけに対する私の答えはいつも同じです。——奇跡を望んでください。

変化とは私たちの想定を超えるものです。現在から未来を予測することは、いま目の前にあるレンズを使って遠くを眺めるようなもので、限られた景色しか見えません。三十年前、重いハンディを負い、泣き叫んでいたエリザベスの将来を想像することは、だれにもできませんでした。

よく観察をしてみると、私たちが奇跡とよぶ事柄は偶然もたらされるものではなく、変化をもたらす一連の出来事の結果だとわかります。変化をもたらす出来事には大きなものもあれば、小さなものもあり、よく練られた理論的な取り組みのこともあれば、独創的な取り組みのこともあります。不可能が可能になると信じる意思が存在するとき、めざましい変化が起こるのかもしれません。このことは、確実とされる知識にもとづき、研究と証明の上に築かれてきた科学・医学についても当てはまります。

科学も医学もたえず変化をしています。二十年ほどまえには自閉症の存在が疑われていましたし、注意力が欠如した状態（ADHDなど）は、たんに「行儀が悪い」とみなされていました。また、子どもが脳梗塞を起こして脳に損傷を負っても、脳の他の部分が損傷した部分を補うようになるとは考えられていませんでした。

今日では、脳は変化をとげることが知られています。脳は、身体のなかでもっとも変わることのできる部位です。「神経可塑性《かそせい》」の研究が進み、脳をよりよく活用する方法について幅広く知識が集められています。「神経可塑性」とは、新しい神経回路をつなぐこと

〃変化とは想定を超えるもので、現在から未来を正確に予測することはできません〃

でみずからを再編成し、さまざまな能力を獲得する脳の性質です。この分野の研究成果こそが、本書で示す取り組みに裏付けを与えるものです。

私は統計学と臨床心理学を学びましたし、科学の心得はあるつもりです。しかし、私がくり返し体験していた「適切な状態にある脳はたやすく変化をとげる」ということを裏付ける科学研究は、なかなか登場しませんでした。三十年以上にわたり、支援の必要な子どもたちに私がみてきた成果を説明してくれるのが、変化をとげるという脳の素晴らしい力なのです。

既存の取り組みからの脱却

本書でお伝えする内容は、これまでの医学の考え方や医療行為、セラピーとは一線を画します。一般的な手法の多くは、特別な支援が必要な子どもに対して年相応の標準的な動きを強要したり、後れをとらないように「できなければならないこと」をさせようとしたりします。私たちはできないことを無理強いするのではなく、子どものニーズとその子にいまある能力を観察します。そして、その子が独自の能力をさらに発展させるために必要な「情報」を脳に届ける道を探ります。

子どもが成長するためには、脳に働きかけることが必要です。筋肉に問題があるわけでも、筋肉で問題が解決するわけでもないのです。筋肉は脳の指令によって動きます。話す、考える、算数の問題を解くといった知的な活動も、やはり脳の働きです。脚が動かないのは、脚をどのように動かせばよいかを脳が理解していないからです。動きを生むパターンをつくるのに必要な情報を脳がもっていないので、脚に指令がいかないのです。うまく話すことができないのも、しっかり考えることができないのも同じ原理です。

脳にはみずから変化する力があり、支援が必要な子どもの脳の働きを助ける方法がある——この認識は、私が取り組みを始めた三十年前には革命的なものでした。

これから紹介するアナット・バニエル・メソッドは、特別な支援が必要な子どもの脳とつながり、脳に働きかけるための方法です。これは、生まれもった能力を活用し、脳に、動きや思考、感覚のパターンをつくりだすための手法です。このメソッドでは、子どもが自分自身を発見していけるようにその子に経験を与えます。どんなに大きなことでも、小さなことでも、複雑なことでも、単純なことでも、その子がいま可能なことを学べるように経験を与えます。目標は、子どもが自分に目覚め、「学び、成長する」という根源的な力をみずから開発していくことです。

子どもたちは新しい身体の動きを体験し、自分の内と外で起きていることを感じとることを学びます。自分自身に目覚めると、それまでよりも快適になり、自信が湧き、能力を開花させていくことができるのです。

親の力

親の愛の力をあなどってはなりません。親は、最高のものを与えたいという思いを原動力に、わが子に質の高い人生をもたらしてくれるチャンスを求めるものです。これは、私が出会ったどの親にもみられるものでした。子どもに眠る能力を引き出そうと新たな可能性に挑む親の決意は勇気をともなうもので、私たちに多くのことを教えてくれます。

親の愛と決意に科学と支援の技が出会うとき、パワーが発揮され、常識や過去の経験や、医療の診断をも超えて、子どもにチャンスが訪れます。それが奇跡への第一歩であることは珍しくないのです。

「〝直す〟ことから〝つながる〟ことへ」

愛されているということほど神秘的な驚きはない
それは人間の肩におかれた神の指だ
――チャールズ・モーガン（英国の劇作家）

この世に生を受けることは、それだけで奇跡です。

親というものは、生まれるまえから子どもの未来を想像するものです。すくすく育ち、自立し、豊かな人生を歩むわが子の姿を目に浮かべることも珍しくはないでしょう。

ところが、ある日、知ることになるのです。この子は、何かが違う――。

それは出生前のこともあれば、出生時のこともあります。生まれてから、少しずつわかってくる場合もあります。また、医学的な診断が確定しないこともあります。

「違う」ということがはっきりすると、困惑することでしょう。悲しみに暮れる人も（悲しんでいることに気づかないことも）、自分を責める人も少なくないと思います。

それでも、わが子が歩き、話し、考え、成長し、自立して実りある人生を送れるようになるためなら、どんな支援も惜しまない――そんな気持ちが、なによりも強いのではないでしょうか。問題は、どのようにして、目の前の限界を超えていけるように子どもを手助けできるかということです。

何かがうまくいかないときは、できないことに焦点を絞って、それを克服しようとするものです。座ることができるように、読めるように、友だちとうまくつきあえるように、私たちは子どもを「直そう、正そう」(fixしよう)とします。

心臓の穴をふさいだり、感染症と闘ったりするのであれば、手術や薬で「なおす」(fixする)ことは役に立つでしょう。しかし、「なおす」という方法は、問題を解決するためのひとつの手段にすぎません。この方法には大きな限界があり、ときには逆効果になるということを理解する必要があるのです。

子どもを「直す」ことはできるか

「直す」とは、壊れたモノを修理したり、モノの見た目や機能や構造をもとどおりに修復したりすることです。車の場合、タイヤがパンクすればスペアタイヤに換え、エンジンの調子が悪ければ消耗した部品をとりかえます。自分で直せなければ専門家に頼みます。

これと同じ発想を、特別な支援が必要な子どもに当てはめてはいないでしょうか。うまく動かない部分を交換しようとし、車の修理工のようにすべてを調整できる人を求めてはいないでしょうか。

〟「直す」という発想・方法は、ときに逆効果になることを理解する必要があります〟

子どもは生きています。車や電化製品のように完成されたモノとは違って、子どもは感じ、経験し、成長し、進化していきます。ものごとの関係性を探り、たえず動き、考え、自分を知り、まわりの世界と関係を結んでいく存在です。子どものこの果てしない活動の中心となる器官が、脳です。

特別な支援を必要とする子どもも、目の前の壁を乗り越えるために新しい回路をつくりだすことのできる脳をもっています。すべての脳がそのように設計されているからです。そこに私たちの希望があります。

脳の素晴らしい潜在能力を生かすためには、「直す」という枠組みからぬけだすことです。子どもの力になりたいのなら、何にどう注意を向ければ脳を目覚めさせ、その力を引き出せるかを知ることです。子どもを手助けするのは大人の支援者だけではありません。困難を乗り越えていく子どもの一番のパートナーは、子ども自身とその子の脳なのです。

子どもは、自分にできることはしている

特別な支援が必要な子どもに、その子ができないことをさせようとするのは、まさに「直そう」とすることです。子どもが座位を保てない場合、たくさんくり返せばどうにかコツをつかむだろうと期待して、何度も座らせようとする。うまく話せない場合、たくさんくり返せば話せるようになると期待して、何度も同じ言葉をいわせようとする。この方法が

〃子どもは
自分にできる
ことなら、
とっくに
しています〃

うまくいく場合もありますが、まったく役に立たない場合もあります。

脳を目覚めさせ、過程《プロセス》をしっかり踏み、みずから解決方法を見つけだせるようになることに重点をおくのなら、まったく異なる秩序のもとで結果が出てきます。

必要なのは、子どもが何かを学び、能力を磨いていくときに、脳がどのように働くかを知ることです。脳にはそれ自体に、道を切り拓き、解決方法を生みだしていける素晴らしい力があります。私たちがどんなに子どもの力になりたいと願っても、どんなにすぐれた方法を知っていたとしても、変化を引き出すためには百パーセント、子どもの脳を頼るしかないのです。

支援が必要な子どもを助けたいと心から思うなら、できないことをさせようとしないことです。

本書では、「9つの大事なこと」を頼りに「直す」という枠組みを超え、子どもと共同作業を行ない、眠っている脳の力を呼び覚ます方法をお伝えします。

子どもの力を最大限に引き出す方法を学ぶとき、知っておくべきことは、「子どもは自分にできることなら、とっくにしている」ということです。座ることができるのなら、子どもは座ります。話すことができるのなら、話します。その子にできることとできないことを見分け、ていねいにそれに向きあうことが、限界を超える手助けをする鍵です。

発達に欠かせないランダムな動き

特別な支援が必要な子どもは、なにかしらの制限があるために、身体面、感情面、あるいは認知面で、なんらかの経験が足りません。

たとえば健康な赤ちゃんは、寝転がっているときに手や足、背中、お腹を無意識に動かしています。そのような動きをランダム（無作為）な動きといいます。一見、なんでもないようなこのランダムな動きが、赤ちゃんの脳に豊かな経験と情報をもたらします。うまく動けるようになるためには、ランダムな動きが不可欠なのです。

赤ちゃんの腕が硬かったり、動きがなかったり、痙縮《けいしゅく》［*］があったりすると、豊かなランダムな動きができません。

あなたは、ハイハイができない赤ちゃんを手助けしようとするなら、どのようにしますか？　ハイハイの姿勢をとらせて、手や足を動かそうとするのではないでしょうか？　それで成功することもありますが、うまくいかないことも多いと思います。

うまくいかないのは、最終目標に焦点を絞っているために、その動きのパターンをつくるのに必要なランダムな経験を積むチャンスを、脳から奪ってしまっているからです。「直す」という発想で、できないことを子どもに強要すると、子どもの脳は豊かな情報を得ることができません。

＊痙縮――英語ではspasticity。痙縮・痙性・痙直などと訳されるが、日本語の定義をめぐっては混乱がみられる。一般的には「つっぱり」と呼ばれることが多い。

さいわいにも、子どもにランダムな経験を積むチャンスを与えることは可能です。ランダムな動きをとりいれるようにすると、子どもの脳は入ってきた情報を使って、「腕を動かす」といった動きのパターンを上手につくるようになるのです。子どもの「いまある能力」を起点に取り組むと、そのようになります。

神経可塑性《かそせい》の研究からわかっていることは、脳はもっている情報を、予測不可能な、驚くような方法で無限に利用するということです。ベースとなるこの知の小宇宙――脳が生みだす数十億の神経回路やパターン――がさまざまな能力をもたらし、その能力に磨きをかけるための情報源となります。ハイハイをする、音楽を聴く、ボールをキャッチする、「冷たい」と「熱い」の違いを知るといった経験が、私たちの身体・感情・認知に関わるあらゆる行為に利用されていくのです。私たちの感じること、考えること、行なうことのすべては、脳が組み立てた動きなのだと考えると、わかりやすいかもしれません。

子どもは教えたことを学ぶのではなく、経験したことを学ぶ

できないことをくり返し訓練するとき、子どもはその経験（できないという経験）を学びます。子どもは私たちが意図したことを学ぶのではなく、「経験したことを学ぶ」のです。

反復訓練によって、失敗することを学んだり、悪い習慣を身につけてしまうことがあります。それだけでなく、恐怖心や劣等感を味わい、期待に応えられなかったと感じ、怒り

〃できないことをくり返し訓練するとき、子どもは「できない」という経験を学んでいます〃

や敵意さえ学んでしまうことがあります。反復訓練の過程で子どもが学ぶことは、体験したことのすべてです。訓練などで経験する限界が、子どもの「できない」という思いを強めてしまうかもしれません。

子どもには、答えを押しつけるのではなく、自分の脳を使って一つひとつの動きを生みだしていけるよう、感じとることのできる豊かな経験を与えることが必要です。そのとき忘れてならないのは、子どもの「いまいる地点」から（子どもがすでにできることから）始めること。そのようにすると、その子は自分とつながり、自分のしていることをわかり、限界を超えていくことができます。

子どもをいまいる地点から遠くに連れていこうとした瞬間、あなたと子どもとのつながりは失われます。つながりが消えるときは、たいてい子どもを「直そう」としているものです。そうなると、もう一度その子とつながらないかぎり、達成されるものはほとんどありません。私は、子どもが座ることができないとわかったら、座位を強要することをやめます。そして、その子どもにできることまでひき返します。

親にも子にも実りをもたらす方法への転換

本書を読み進めていくと、子どもを「なおす」のではなく、子どもと「つながる」ための方法がみえてくると思います。「なおす」ことから「つながる」ことへの転換は、お子さんとあなたの人生を大きく変えるものです。

「9つの大事なこと」は、あなたが感じ、目で確認し、気づき、創造するための道具です。なにより、子どもとつながるあなたの能力を高めてくれるものです。あなたは子どもの立場からものごとを経験し、お子さんはあなたのもっている力——感じ、考え、動き、識別する脳の力——を借りるようになることでしょう。

「9つの大事なこと」を使って子どもとつながるようになると、子どもはものごとを感じとり、自分自身とつながり、脳をうまく働かせていくための豊かなチャンスを手にするようになります。そのようになると、周囲に関心がなかった子どもが突然、まわりの人に興味を示すようになったり、腕神経叢損傷《わんしんけいそうそんしょう》の赤ちゃんが腕を動かしはじめたり、算数に苦戦していた子どもが数字の意味を理解し、算数を大好きになったりします。

一方、あなたは、「自分で発見し、創造する」という子どもの成長の核となるプロセスに目を向け、これを引き出すことを学ぶでしょう。発達進度表にそって「しなければならないこと」に注目するのではなく、子どものどんな小さな変化にも気づき、それを喜べるようになるはずです。

子どもとつながる目的は、たんに子どもによりそうためでも、子どもにできないことを代わりにするためでもありません。目的は、真の能力を身につけて自己を確立できるよう、子どもにチャンスを与えること。子どもが自分を好きになり、学びつづけ、成長を続け、達成感を味わい、自信を深めていけるように、その子に最高のチャンスを与えることです。「9つの大事なこと」を実践していくと、あなた自身が、不安や混乱、罪悪感をはじめとするさまざまな感情を乗り越えていけることと思います。すでにお気づきのように、あなたのお子さんの「普通でない」ニーズは、あなたの「普通でない」能力を必要としています。「9つの大事なこと」は不可能を可能にし、子どもと過ごす時間をもっと楽しく、実り豊かにしていくためのものです。

「驚くべき子どもの脳」

人類は、脳の可塑性革命の初期段階にいる

――マイケル・マーゼニック（米国の脳神経学者）

この取り組みを始めた当初から、私には、子どもたちの抱える問題が脳に関係していることはわかっていました。自閉症でも、脳性まひでも、ほかのどのような症状でも、課題はいつも脳にありました。

脳は、私たちが行なうすべてのことを組み立てています。混沌から秩序を生みだし、とぎれることのない刺激の流れに意味を与えます。私たちのすること、考えること、感じることはすべて、刺激と感覚の果てしない流れを整理し、これに一貫性をもたせる脳の働きがもたらしています。特別な支援が必要な子どもは、この脳の働きがスムーズではありません。

ランダムな動きが脳に栄養を与える

赤ちゃんは、生まれてまもなく、自分が身体と感覚と欲求をもち、この世界に「個」と

〃脳は、私たちがすること、考えること、感じることのすべてを組み立てています〃

して存在することを発見しはじめます。赤ちゃんは、感覚器官を通じて入ってくる感覚、体内で生じる感覚、自分の動きやまわりとのやりとりがもたらす感覚の洪水にさらされています。この状態から、さまざまな感覚とランダムな動きを、自分が認識できる目的をもった行為へと変化させ、混沌から秩序を生みだしていくのです。

生まれてからの数週間、寝転がっている赤ちゃんの脳は、さまざまな感覚をどう処理し、自分の動きや認識をどう組み立てるかを探りはじめていきます。新生児を観察すると、ピクッとしたり、くねくねしたりという、無意識の「ランダムな動き」をたくさんしていることがわかります。目的のない動きのようにみえますが、このとき、赤ちゃんのなかではたいへんなことが進行しています。ランダムな一つひとつの動きを通じて、脳に、さまざまな感覚が送られているのです。それは、毛布の上で腕を動かしたときの感触だったり、寝ている背中に感じる圧力の感覚だったり、筋肉・関節・骨の動きがもたらす複合的な感覚だったりします。

赤ちゃんが伸ばした小さな腕を母親がぎゅっと握り、やさしく声をかけたなら、そのすべてが赤ちゃんにとっての経験となります。そのとき赤ちゃんは、経験する一つひとつの感覚の「違い」を感じているかもしれません。さまざまな感覚の違いを受けとめる脳の力が、脳それ自体と身体を秩序だて、周囲の世界を理解していくときの情報源となります。特別な支援を必要とする子どもには、「違い」を受けとめる脳の働きを高めていけるよう手助けすることがいちばん役に立ちます。

最初の一歩――「違い」を受けとめる

ランダムな動きが意図的な動きに変わっていくのは、脳が「違い」を感じとるからです。この脳のずばぬけた能力が、すっかり見過ごされているのです！

それは私たちが行なうすべてのことの土台になっています。その存在すら知らないとしても、私たちのあらゆる行為と能力が、そして生存能力そのものが、「違い」を知っていく脳の力に依存しています。この力がなければ、私たちはほとんど何もできません。

見たこと、聴いたこと、味わったこと、においを感じたこと、身体が動いて感じたこと。子どもがそのさまざまな「違い」に気づくことが、新しい神経回路をつないでいく脳の働きの核となります。そこから、おもちゃをつかむ、「ママ」と言う、歩く……といった未来のあらゆる行動のパターンがつくられます。この重要性を深く理解するとき、子どもを手助けできる可能性はぐんと広がります。特別な支援が必要な子どもには、困難な事柄について、「違い」に気づくことができるための働きかけが必要です。

両脚がくっついて離れないカシー

カシーと出会ったのは、彼女が三歳のときでした。カシーは誕生時に脳を損傷し、重度の脳性まひがありました。両腕、両脚、お腹の筋肉が極端に硬く、痙縮《けいしゅく》がみられ、自発的な動きはほとんどありません。自分で動こうとすると、全身がさらに硬直しました。

両親がカシーをレッスン台（マッサージ台のような幅広でクッション性のある安定した台）の上に座らせると、背中はすっかり丸まり、両腕は胴体にきつくひきよせられました。ぴったりくっついた両脚は、前に向かってぴんと伸びています。カシーは転げ落ちないように必死で、どうみても怖がっていました。

数か月間にわたって定期的に「９つの大事なこと」を使ったレッスンを続けたところ、カシーは腰と両腕を自分で動かせるようになり、バランスを保ちながら怖がらずに座れるようになりました。話し方も考える力も向上し、おきまりの文をくり返し唱えるかわりに、自分の考えをまとめ、要求をはっきりと伝えるようになりました。

ところが、ひとつだけ、どのように取り組んでみても変わらないことがありました。まるで目に見えない紐《ひも》で縛られているかのように、つねに両脚がぴったりとくっついていたのです。私がとてもゆっくり、やさしく動かすと、左右の脚は離れてべつべつに動くのですが、カシーが自分から脚を動かそうとしたり、自分で動かす方向を変えようとすると、そのとたんに痙縮します。身体の動かし方を学んで全身を自由に動かせるようになってきたのに、なぜか脚だけが動かないのです。

ある日、私はふと、カシーは自分に脚が二本あることを知らないのだと思いました。両

〝両脚が閉じて離れないのは、カシーの脳が脚は一本だと認識しているからではないか〟

脚がいつもいっしょに動くので左右べつべつのものだと感じたことがなく、右脚と左脚の「違い」を認識したことが一度もないのでしょう。認識されなければ「違い」は存在しません。だれが見てもカシーには脚が二本ありましたが、彼女の脳が経験しているのは二本ではなく一本の脚で、「ひとつ」と「もうひとつ」（「これ」と「それ」）がないのです。

マイケル・マーゼニックの研究チームは、実験用ラットの後ろ脚に脳性まひのような症状をつくりだしました。誕生時に左右の後ろ脚をひとつに縛ってつねにいっしょに動くようにしたところ、ラットの脳は、後ろ脚は二本ではなく一本だという身体地図を描きました。

カシーの脳が二本の脚を一本ととらえていると気づいたことは、私の取り組みの突破口となりました。子どもたちは、「違い」に気づくことのできる環境を与えられると、身体地図を描きなおす脳の力を発揮させていけるのです。

「ひとつ」と「もうひとつ」を発見したカシー

カシーの脳が左右の脚を一本とする身体地図を描いているのなら、脚が二本あることを感じ、わかるための方法が必要です。彼女の脚を片方ずつ何度も動かしてみましたが何も起きません。脚が二本あることに気づかなければならないのは、ほかでもない、カシーです。どうにかして注意を向けてもらい、脚が二本あることを知ってもらわなければなりません。

子どもの例にもれず、カシーも遊びが大好きでした。私は無害の水性マーカーを用意し、彼女をレッスン台に座らせると、後ろから抱きかかえました。彼女の右脚をやさしく持ち上げ、その膝をトントンと軽くたたいて視線を向けさせ、そこに絵を描いていいかどうかを尋ねました。返事は「イエス」です。

私は、カシーの脳が「違い」を認識しなければならないような質問をしました。

「どっちを描こうか？　犬、それとも猫？」

しばらくしてカシーは「犬」と答えました。

「赤い犬、茶色い犬、どっちがいい？」

彼女は赤を選びました。そこで、カシーの右膝に、ゆっくりと説明をしながら、赤い犬の絵を描きました。「これが犬のお鼻。これが片方の耳。それから、もうひとつの耳」といったぐあいです。

カシーはしっかりと私の声を聞き、絵に目を向け、肌を滑るマーカーの肌ざわりを感じていました。犬を描きおえるとカシーのその膝を、まず同席していた母親に見せ、つぎに自分が見てから、本人に見せました。右脚を下ろすと、今度はおもむろに彼女の左脚を持ち上げました。そして、わざとがっかりしてみせると、驚いた声で言ったのです。

「この膝には犬も猫もいないよ！」

その瞬間、カシーは生まれてはじめて「向こうに、同じようなものがもうひとつある」と気づいたのだと、私にはわかりました。脚は一本ではなく、二本あるのです。つぎは、この目の前の膝に犬と猫のどちらの絵を描くかを尋ねました。「猫」と答えたので、やはりゆっくり慎重に、猫の顔を描きました。

左右の膝に異なる絵を描いたことで、カシーの脳が、「一本の脚」を二本のべつべつの脚に変化させていける可能性がいっそう広がりました。たとえば、どっちの絵をだれに見せるかを選ぶことができます。また、両脚をぴったりつけて犬と猫を近づけることも、脚を広げて二匹を遠ざけることもできます。犬がカシーの手をタッチすることも、猫がカシーの母親の手をタッチすることもできます。

カシーは「猫の膝」と「犬の膝」を識別し、自分の意思で脚をべつべつに動かすことができるようになりました。生まれてはじめて、脚が二本になったのです。脚の動きはまだぎこちなく、動かせる範囲も広くはありませんでしたが、それは彼女が自分で生みだした動きでした。

カシーの脳で起きていたこと

「猫の膝」と「犬の膝」の遊びを楽しんでいるあいだに、カシーの脳はさまざまな「違い」

〝さまざまな
「違い」を
感じとる
チャンスを脳に
与えたのです〟

を受けとり、集め、認識し、大量の感覚をより細かく差異化しながら整理していきました。そうするうちに脚の痙縮は少しずつ減り、身体全体の動きが改善したのです。

この取り組みについて大事なことは、さまざまな「違い」を感じて受けとめるチャンスを脳に与えたということです。ふたつの異なる部位である一の脚と二の脚、「ひとつ」と「もうひとつ」が身体の動きを向上させたのであって、脚の訓練をしたわけではありません。立たせたり、歩かせたりするのではなく、カシーがまだ知らないさまざまな「違い」を感じることができるように支援することで、脳が、脚を認識し、脚の動きを組み立てるために必要な情報を得られるようにしたのです。これはまさに、脳の訓練でした。

カシーはその後も能力を伸ばしていきました。最後に会ったときには自分の力で立ち上がり、家具につかまって一歩一歩、ゆっくり歩くようになっていました。思考もどんどん明晰になっていきました。五歳のカシーはだれの目にもとても賢い女の子でしたが、三歳の彼女をそのようにみていた人はいませんでした。

アヒルをつくる――分化と統合

すべてがうまく機能しているとき、認識された「違い」を豊かな情報源として、脳はそれ自身と身体を組織し、世界を理解していきます。「違い」を認識したことで手に入れた情報を使い、脳はさまざまな細胞のあいだに新しいつながりをつくります。このプロセスによって、子どもの脳は成長し、変化し、ひとまとまりの複雑なパターンや地図を生みだします。するとその子は、滑らかに、的確に、思いどおりに動き、行動する能力を手に入れるのです。

私は「分化」(differentiation)[*]について説明をするとき、ホワイトボードにアヒルの輪郭を描きます。そして、四つか五つの不規則な形のパーツを描き、これをパズルのように組み合わせてアヒルの形にすることを想像してもらいます。これだと、アヒルをつくるのはまず不可能です。

つぎに、ずっと小さな丸や三角や不規則な形の粒をたくさん描きます。そして、この粒つぶを使ってアヒルの形をつくることを想像してもらうのです。これなら簡単にアヒルをつくれますし、それ以外の好きな形もつくれます。

この説明によって、脳の中で起こる分化と統合のプロセスが理解しやすくなるのではないでしょうか。いろいろな小さなパーツがたくさんあれば、脳は思いどおりの動きをつくりだすことができます。このプロセスは、何かを考えたり、理解したりするときにも当てはまります。脳は身体・認知・感情に関わるあらゆる動きを組み立てています。私たちが行なうあらゆることに秩序をもたらすパターンをつくりだす作業を脳は、自由に使用できるさまざまなパーツ(情報)を使って行ないます。このパーツのもととなるのが、脳が感知したさまざまな「違い」なのです。

*本書ではdifferentiationを「分化」「差異化」「識別」と訳します。

分化が進むと行為を習得できる
――― アヒルの形を例に

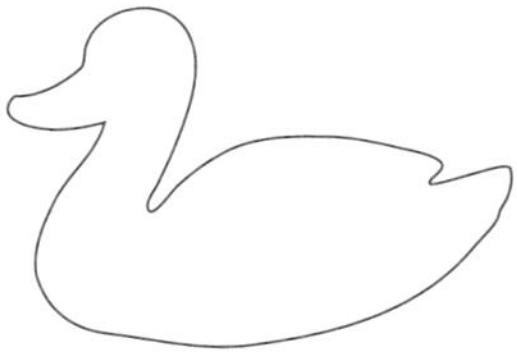

目標とする「形」（行為）

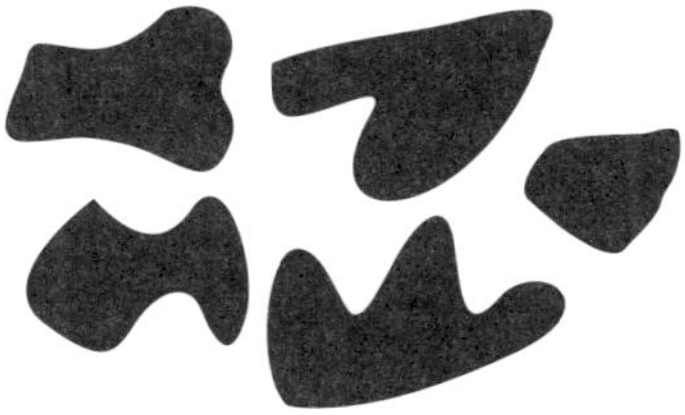

分化が足りない
――脳には大きなパーツが数個あるのみ

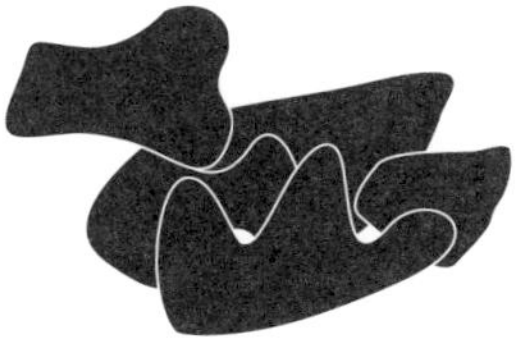

大きなパーツが数個しかなければ、脳は「形」（行為）をうまくつくれない

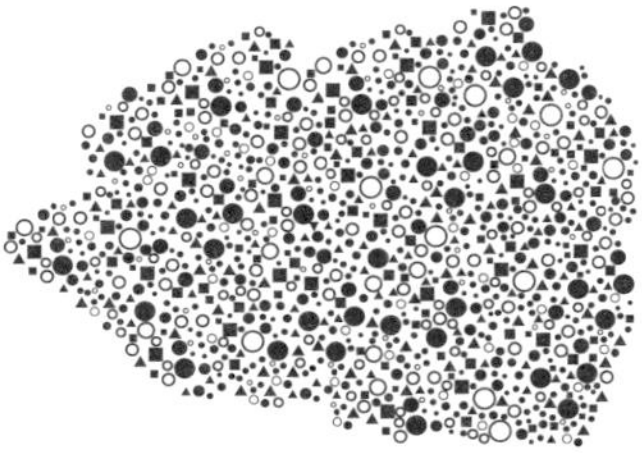

分化が進む
――脳にたくさんの小さなパーツができる

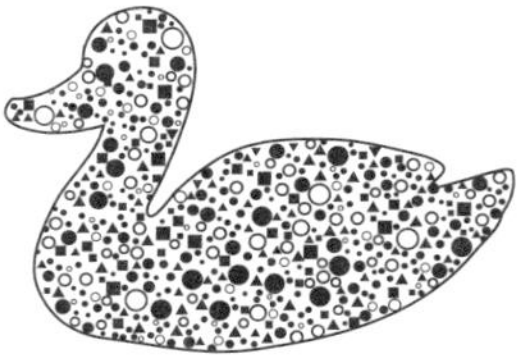

たくさんの小さなパーツがあれば、目標とする「形」（行為）をつくることができる

〃脳は
「こころ」と
「からだ」を
ひとつのもの
として
扱っています〃

先ほどの例では、脚が二本あることにカシーが気づいたあとに、犬の膝と猫の膝を使った遊びをすることで、彼女の脳にさまざまな情報のパーツをつくりだせるチャンスを与えました。二本の脚の違いを認識したことで、脳は、左右の脚の動きを区別するようになり、それぞれの脚を自発的に動かすのに必要なべつべつの地図をつくるための情報を手に入れることができました。さらにカシーの脳は、脚が二本あることを認識するだけではなく、左右の脚をもっとスムーズに、正確に、楽に、思いどおりに動かすために必要な地図をつくるための大量のパーツを手に入れたのです。

この大量のパーツは将来、カシーがさまざまな動きを学んでいくときに、識別し、新しい動きのパターンをつくる材料になります。分化が進めば進むほど、脳は、さらに豊かになった情報のパーツのコレクションを、何をするときにも利用するようになるのです。

では、さまざまな形のパーツというこの考え方を、行動や感情、感覚、認知の課題にどのように応用できるでしょうか。名前を呼ばれても反応しない子どもや何時間教えても読むことができない子ども、部屋に人が数人いると叫びだしてしまう子どもにも応用できるでしょうか。

自閉症スペクトラムや広汎性発達障害、感覚統合障害と診断される子どもたちは、感情や認知だけではなく、身体と動きにも課題を抱えています。これは、脳が「こころ」と「からだ」をべつべつではなく、ひとつのものとして扱うからです。

違いを認識し、細かいパーツをつくるというこのプロセスは、思考、感覚、感情、振る舞いといったあらゆる側面での発達に当てはまります。

すべてが「ぼんやり」していたジュリアン

自閉症と診断されていた三歳のジュリアンは、レッスン初日、軽く足を引きずりながら前かがみで廊下を歩きました。ジュリアンが安心している様子だったので、私は質問をしてみました。すると、答えはすぐに返ってきましたが、発音がはっきりしないので理解できませんでした。彼がつくる文はまとまらず、言うことはなにもかもが断片的です。考えは途中で宙に浮き、終わりまでたどり着きません。よだれを大量にたらし、母親によると、細かい動作をうまくできないということでした。

レッスン室に入ると、ジュリアンはおもちゃを手に持ちましたが、持っていることを忘れたかのようにポトンと落としました。その様子は、彼が何かを考えようとするとき、それが途中で消えていくことを思い起こさせました。私が受けた印象は、脳の入り口に曇ったレンズがついているために、入ってくるものすべてがぼやけてあいまいになってしまうというものです。ジュリアンは自分や周囲の世界を理解するのに必要な「違い」を、はっきりと受けとることができないようでした。

私は、ジュリアンをレッスン台にうつぶせに寝かせると、彼の右肩の下に自分の左手を入れてやさしく、ほんの少し持ち上げてみました。すると、肩と背中がひとつの塊としていっしょに動くのがわかりました。左の肩を持ち上げてみても同じです。伸び縮みする筋肉や柔らかな関節をもつ人間ではなく、まるで丸太を動かしているようなのです。

脚、骨盤、頭の動きを確かめると、動きがあいまいで、細やかさも強さもないことがわかりました。また、周囲の音や景色を識別する力も弱く、言語活動と思考は初歩段階といえるものでした。ジュリアンの脳は、明らかに違いを受けとめることが苦手で、身体のさまざまな部位を十分に識別できていません。さまざまな形の小さなパーツが足りないのです。私は、ジュリアンができるかぎりたくさんの「違い」に気づくことができるように彼の身体を動かし、そのとき彼が経験している動きを言葉で説明しました。

ジュリアンは三歳でしたが、指や手の動きは生後一か月の赤ちゃんのようでした。五本の指をまだ認識していない赤ちゃんは、グーとパーしかできません。ジュリアンもまだ自分の手を「ひとつの塊」と認識していて、おもちゃをつかむときはぐっと握り、ぱっと放しました。

ジュリアンの「ぼんやり」は手だけでなく、足を引きずる歩き方、ゆるんだ口もと、発音、そして、何かを考えるときの混乱ぶりにも表れていました。あらゆる面で識別する力が足りなかったのです。

まるで霧が晴れるように

私はジュリアンの身体に動きを与え、まず彼が頭を「ひとつのもの」、肩と背中を「もうひとつのもの」と受けとめられるように手助けしました。つぎに、肩を「ひとつのもの」、背中を「もうひとつのもの」と受けとめられるようにしたところ、背中の動きがよくなり、しっかり反らせて片側から反対側へ楽にねじるようになりました。

この日のレッスンでは、さらに、片方の前腕を持ち上げて天井に向け、手首から先が前後にぶらぶらするようにやさしく揺らしました。数秒後に揺らすのをやめると、期待するようにその手を見ながら待っていたジュリアンは、「もう一回!」と言いました。自分の手が止まったことに気づいた――揺れることと止まることとの「違い」を認識したのです。ふたたび手を揺らしてから止めると、もう一度頼んできたので、さらに揺らしました。

このとき、ジュリアンはしっかり注意を払っていました。レッスン室に入ってきたときの彼は別世界にいるような感じでしたが、このときは私といっしょに、いま・ここで、自分自身に気づき、自分の経験していることに気づいていたのです。

私は、どっちの腕を揺らしてほしいかを尋ね、彼が答えたとおりにしました。動かしてほしい腕を選ばせることで、「違い」を認識する力を高め、自分に気づきやすくなるようにしたのです。ジュリアンは急速に、腕と手首の動きに気づくようになりました。この日はさらに二十分ほど、バリエーションのある動きを行ない、レッスンを終えました。

翌日、ジュリアンの母親が、よだれが大幅に減ったと報告してきました。また、避けていたゲーム遊びを自分からしたということでした。それまでは手を使うことも、考えることもたいへんだったのが、楽にできるようになったからです。いずれも、脳が上手に「違い」を受けとめ、分化し、行動を組み立てるようになったことを示す証拠でした。

その後は毎日のレッスンで、身体を新しい方法で感じ、まだ知らない、より細かい「違い」を受けとめることができるチャンスを与えるようにしました。すると四日目に、ジュリアンは私を見て、「パパは今日、オフィスで仕事をしている」と言ったのです。構文は完璧で、発音もかなり明瞭でした。

私は、「きみは、お父さんが仕事をしているときにオフィスで遊んだことがあるの？」と質問しました。最初の返事はごちゃごちゃして意味がわかりませんでした。ジュリアンは確かに考えていましたが、それをまとめることができません。そこで、言いまわしを変えて同じことを聞いてみました。すると、彼はさっきより明確に答え、さらに、父親は家にオフィスをひとつ、家でない場所に別のオフィスをひとつもっていて、自分は家にある父親のオフィスでときどき遊ぶが、家でないオフィスでは遊ばない、ということを説明してくれたのです。

私は興奮を抑えきれませんでした。ジュリアンが父親のふたつのオフィスの違いを説明できたことは重大な変化です。これは、彼の脳が「ひとつのこと」と「もうひとつのこと」

の違いを受けとめ、混沌から秩序を生みだせることを示していました。先ほどのアヒルの例でいうと、ジュリアンの脳はどんどん分化し、小さなパーツをつぎつぎに増やしていました。彼の脳は、動くこと、話すこと、考えることの地図を描くための情報を急激に受けとるようになっていたのです。

支援の視点を変える

一般的に、支援が必要な子どもを手助けしようとするときには、できないことに目を向けて、痙縮のある腕を訓練しようとしたり、何度も目をあわせて返事をさせようとしたりするものです。ほとんどの子どもはがんばりますし、なんらかの変化がみられることも少なくないでしょう。

しかしながら、私がくり返し見てきたのは、子どもは大人が教えようとしたことを学ぶのではなく、自分の限界（できないこと、うまくできないこと）を経験することを学んでしまっているということでした。私たちはつねに、自分が経験すること、自分に実際に起きていることを学びます。「できない」「うまくできない」という経験は脳に残り、そのときの限界とそれに関わる地図が、脳により深く刻みこまれてしまうのです。

数かぎりない「ひとつのこと」と「もうひとつのこと」が、脳に無数のつながりをつくりだします。このつながりが、経験に応じて変化を続けるダイナミックな脳のパターンと

〝数かぎりない違い——「ひとつ」と「もうひとつ」が脳に無数のつながりをつくり、混沌から秩序を生みだします〟

なって、子どもは立ったり、座ったり、歩いたり、話したりするようになります。

子どもは、計画的に座るようになったり、「ママ」と言うようになったりはしません。気がついたら、そうなっています。子どもにしてみれば、何かを達成するのはいつだって想定外のことです。私たちの仕事は、子どもの脳が目覚めるように助け、その脳が創造し、形成し、発見をしていくプロセスを支援することです。

腕がうまく動かない、寝返りを打てないといった目の前の課題に焦点をあわせるのではなく、子どもの脳それ自体が解決方法を見つけだせるように手助けをしていく——これは一見、わかりにくいことです。大切なのは、私たちが考え方を転換し、「動き」を可能にするパターンや能力を生みだすために脳に何が必要かを考えることです。解決方法を見つけるのは私たちの脳ではなく、子どもの脳なのです。

次章からお伝えする「9つの大事なこと」は、子どもと行なうどのような活動にもとりいれることができます。子どもがより楽に、より速く学ぶようになり、能力を向上させるだけでなく、幸せになっていくのをあなたが目の当たりにすることができると信じています。

第II部

9つの大事なこと

1つめの大事なこと

「動きに注意を向けること」

動きは命だ。動きのない命など考えられない
——モーシェ・フェルデンクライス

何かが動かなければ、何も起こらない
——アルベルト・アインシュタイン

ここまでの章で、私たちのすること、考えること、感じること、学ぶこと、人生のすべてが「動き」であることをお話ししました。「動き」には二つの種類があります。注意を払わず自動的にできる動き（自動操縦モードの動き）と、注意を向けてする動き（注意をともなう動き）です。特別な支援が必要な子どもを手助けするときは、この二種類の動きの違いを理解することが大切です。

私たちは、自動的・反復的・機械的な動きのおかげで、歩く・話す・運転するといった日常の動作を確実にこなせますが、新しい能力を手に入れたり、すでにある能力を伸ばすためには、自動的にできる動きは役に立ちません。自動操縦モードの動きは、脳に新しい回路をほとんど生みださないことがわかっています。そのような動きは、脳にすでにあるパターンを強化し、変えたいと思っているパターンも強化してしまいます。

一方、動きに注意を向けるとき、脳はおそるべき速度で新しい回路を生みだします。こ

のとき子どもの脳は、一秒間に百八十万の回路を新たにつくると推定されています！

動きを獲得するとき、一歳児に何が起こっているか

子どもが新しいことを学び、発達するためには、自分の動きに注意を向けることが欠かせません。とりわけ、動くときに何を感じるかに注意を向けることは、どの子どもにとっても必要です。

乳児が自分や周囲の世界を探りはじめて動く様子を観察すると、その行為に深く没頭し、しっかり注意を向けていることに気づくことでしょう。たとえば、生後二か月の赤ちゃんがベッドで、自分の手の動きを飽きもせずに見ているときがそうです。

一歳児が数メートル先のソファの上におもちゃを見つけたときは、どうするでしょうか。ハイハイしていき、ソファにつかまり立ちをして、おもちゃを取ろうとするでしょう。手が届かなければ、つま先で立ち、それでも届かなければ、右膝を曲げて持ち上げ、ソファによじ登ろうとします。

膝がソファの前面にあたると、赤ちゃんの注意はおもちゃから自分の脚へと移ります。すでに知っている動きではソファに登っておもちゃをつかめないので、今度は違った方法で挑戦するのです。右脚を横に上げてもうまくいかないと、脚を下ろし、自分に集中します。数秒間、さっきの体験をかみしめてから、もう一度、右脚を横に上げます。膝はやは

り曲げていますが、今回は腰を前に押しだします。すると、骨盤の位置が上がって右脚が軽くなり、高く上がります。赤ちゃんは右膝がソファの縁をこえて座面に乗るのを感じると同時に、座面に肘をつき、腕で身体をひきよせ、よじ登ることに成功します。このとき、赤ちゃんの注意は、手が届くようになったおもちゃへと戻ります。

すでに知っている方法ではうまくいかないとき（この場合はおもちゃに手が届かないとき）、自分の動きと自分が感じていることに注意を向ける必要性が生じます。そのときはじめて子どもの脳は、ソファによじ登る方法を見つけるために必要な新しい情報を受けとることができるのです。

脳が将来、どのような経験を情報として活用することになるかは予測できません。ソファによじ登るために膝を高く上げることで脳が得た情報は、いずれ階段を上ったり、ジャンプをするときに使われるかもしれません。もしかしたら、脳はその情報を応用して、ピアノやチェロなどの楽器を弾く器用さを発達させるかもしれません。

子どもは注意を向けることで学ぶ

ここで大事なのは、子どもの注意はあなたに向けられるのではない、ということです。子どもが自分で動くとき、あるいは、あなたに動かしてもらうとき、自分の感覚と気分に気づき、神経を集中できることが重要です。そのようにして子どもの注意を本人の動きや行ないに向けさせると、ほかの方法では手にすることのできない学びと変化への道が拓けます。

手でモノをつかんで何かをするのが難しい子どもがいたとしましょう。親は、おもちゃのトラックの上に子どもの手を乗せて、前後に何度も動かしてやれば、その子が自分でトラックを動かすようになると考えるものです。ところが、実際はそうならないことがほとんどです。もうすぐできる段階にあればうまくいくかもしれませんが、子どもが自分から動かそうとしていなかったり、身体の感覚に注意を払っていなければ、脳はほとんど変化をしません。先ほどのソファによじ登る赤ちゃんのように、感じたことに応じて自分を修正しないかぎり、変化はほぼ起きません。意味のある変化が起こるのは、自分の動きに注意し、それを感じとるときなのです。

注意を向けることが難しかったり、注意をまったく向けることができない子どももいます。動くこと自体が難しかったり、注意を向けて動くことが難しい子どももいます。支援の必要な数千人の子どもたちと取り組んでみてわかったのは、何を感じるかに注意を向けられるよう、子どもを手助けすることが絶対に欠かせないということ、そして、この能力を開発することは、どの子どもにも可能だということです。これがひとつめの大事なこと、「動きに注意を向けること」です。

“自分の動きと身体の感覚に注意を向けてはじめて、意味ある変化は起こります”

脳は「失敗のパターン」も再生してしまう

お子さんの学びのために、毎日、何時間も反復訓練によりそう親の熱意には心を動かされます。しかし、何か月も熱心に取り組んだにもかかわらず、成果があまり上がらないとなればとても辛いはずです。

経験を積むにつれ、私には、子どもの進歩を妨げていると思われる要因がみえてきました。訓練を機械的・反復的に行なうとき、子どもの脳に刻まれるのはその経験です。子どもは、私たちが学んでほしいと思うことを学ぶのではなく、実際に起きていることを学びます。私は「失敗のパターンを学ぶ」と呼んでいますが、ある動きができない、うまく動けないという経験も、脳に刻まれるのです。さらに、あまりにたやすく見すごされているのが、訓練の過程で子どもが味わう成功や失敗にともなう感情です。これらも脳の失敗のパターンに組みこまれます。

自力で立つことができない脳性まひの子どもは、支援者に支えられて立ち上がるたびに膝が折れ、脚が交差し、筋肉が激しく収縮するか痙攣します。立つ方法を教えようとして何度もくり返しこの経験をさせると、その子の脳は、立とうと思うだけでも、それまでに身体が経験したパターンを再生するようになります。子どもは立つことよりも、立たないことについて、より多くを学んでしまうのです。

足で立つための支援とは

子どもに立つための支援をするのなら、立たせようとするのではなく、その子が自分自身の感覚に注意を向けることができるように、楽な姿勢をとらせてください。車イスに座る、仰向けに寝るなどの状態で、立つという行為に含まれるさまざまな要素のひとつに的を絞ります。

仰向けに寝ているなら、片方の脚をゆっくり持ち上げ、その膝を曲げて床に立て、立っているときのように足の裏で床を感じられるようにします。つぎに、その足を子どもが少しだけ右に、そして左に、スライドできるように助けます。ここでのポイントは、足の裏から受ける感覚に子どもが集中することです。

この動きが難しい子どもの場合は、両脚を伸ばして仰向きに寝かせ、片方の足の裏に本を押しあてます。そして、本を通じて足の裏にかける圧力をわずかに強めたり、弱めたりし、それが強いか弱いかを子どもに言わせます。つぎに、子どもに、足の裏で本を押し返させるようにして、その力を強めたり、弱めたりさせます。すると、筋肉の緊張がかなり和らぎ、子どもが脚をそれまでよりも楽に動かすようになるのがわかると思います。これは、自分の動きに注意を向け、それを感じられるように手助けするひとつの方法です。

「動きに注意を向けること」とは、脳の活動を爆発させ、そこに驚くほど高度で複合的な秩序をもたらすものだと考えてください。そのようなときに生みだされる情報はひじょう

〃動いたときの気分や感覚に子どもが深く感じ入るとき、その子はチャンスを手にします〃

に質の高いもので、アヒルのたとえ（54ページ）で見たように、脳はさまざまな小さなパーツや形を組織し、混沌から秩序をつくりだします。あることと、別のこととの「違い」をよりはっきり知るというプロセスは、ほぼ間違いなくよい変化をもたらします。自分が動いたときの気分や感覚に子どもが深く感じ入るとき、その子は新しい解決方法を生みだしたり、もっと上手にできる方法を見つけだすチャンスを手にするのです。

では、注意力が目覚め、目に見える発達をとげた男の子の例を紹介しましょう。

頭を打ちつける自閉症の男の子

ライアンと初めて会ったのは、彼が二歳になったばかりのときです。双子の兄のブランドンは問題なく発達していましたが、ライアンは自閉症スペクトラムと診断されていました。

一回目のレッスンで、私はライアンが人とまったく視線を合わせないことに気づきました。兄のブランドンがおもちゃで遊んでいるあいだ、ライアンは父親の膝の上で泣き叫び、背中をそり返らせては、後頭部を父親の胸に打ちつける動作をくり返していました。

ライアンは視線を合わせないだけでなく、だれとも関係性をもとうとしませんでした。名前を呼ばれても反応を示さず、食事も困難で、ほとんどの食べ物を拒絶します。まわりに人がいると、家具の下にもぐって隠れようとします。レッスン室に入ったときに小さなスツールの下にもぐろうとしたことは、彼が自分の身体やその大きさについて、はっきりした感覚を持ちあわせていないことを示していました。また、筋肉の緊張が弱く、あまりに受け身のため、兄におもちゃをとられ、押さえこまれるといった意地悪をされていました。

両親から誕生時の状況を聞きとっているあいだも、ライアンはやはり背中をのけぞらせては頭を打ちつけていました（ライアンも兄も早産で生まれ、複数の症状を抱えていました）。ライアンが激しく動くので、父親は床に落ちないように強く抱いていました。両親は落ち着いて話しましたが、途方に暮れていると言いました。息子を助けようとあらゆることを試したものの、何ひとつうまくいかなかったというのです。

頭を打ちつけるライアンの動作は、私にはわざとではなく、むしろ自動的なものだとわかりました。はた目にどう見えたとしても、彼は父親から逃れようとしているのではありません。私は冷静に観察し、ライアンのなかで何が起きているかを考えました。そして、ライアンは自分が頭を打ちつけているということを知らないのだと思ったのです。骨盤、頭、背中を動かしているにもかかわらず、動いている自分を感じていないのではないか。自分に背中や骨盤があることに気づいていないのではないか。彼はまるで、自分という存在自体に気づいていないかのようだったのです。

このとき私は、ライアンの動作を変えたり、抑えたりしようとはしませんでした。彼の不快な動作を止めたい衝動にかられましたが、そうしたところで何にもならないとわかっていました。そこで、ライアンをじっくり観察し、彼がもっと自分自身に気づき、心地よさを覚えながら自分の動きを感じとれるようになるには、どうすればよいかを考えました。

ライアンの目覚め

ライアンは、背をのけぞらせて後頭部を打ちつけるたびに、骨盤を前に押しだしていました。彼が骨盤を後ろに引くと、動作は止まります。私は自分の左右の手を彼の骨盤の両側にやさしくあてると、彼の動きにあわせて動かしました。ライアンが骨盤を後ろに引くたびに、父親のほうに向かって軽く押しました。動いている骨盤への私のタッチと、骨盤の後部が父親にくり返しあたるときの圧力が高まり、そこから受ける感覚が鋭くなると、ライアンは自分の動きを感じやすくなります。彼は動きを続けていたものの、背ののけぞらせ方は和らぎ、頭を打ちつける頻度が減りました。このことは、彼が動きを感じはじめ、変化を始めたことを示していました。

つぎに、左足をやさしく持ち、ライアンがどのように感じるかを想像しながら、いろいろな方向にゆっくり動かしてみました。最初、足はがちがちに硬かったのですが、一、二分そのようにしていると、彼は数秒間、頭を打ちつける動作を止めました。そして、生まれてはじめてそれを感じ、見たといわんばかりに、じっと自分の左足を見つめました。私はその表情を見て、彼はいま、足というものの存在に初めて気づいたのだろうと思いました。

ライアンの視線の動きは、彼が自分の身体とその動きに注意を向けていることを示しています。しかし、この状態は数秒しか続かず、彼はふたたび頭を打ちつけはじめました。そこで、もう片方の足も同様に動かしてみると、今度もライアンは動作を止め、視線を自分の足に移しました。動いている足を興味深そうにじっと見ています。ライアンが自分自身と自分の足の動きに注意を向けるという状況が生まれたのです。突如、部屋が静かになりました。父親は涙をこらえるのに必死です。目の前で、息子がまさに変わりはじめたのです。

〃このとき
ライアンの脳は
猛スピードで
変化して
いました〃

このとき、足の動きと、感じているものに完全に注意を向けているライアンの脳は、猛スピードで変化していました。言葉が意味をもちはじめたのではないかと思った私は、彼が気づいているはずのことを口にしてみました。「足があった！」。初めて足を発見したかのように、甲高い声で言ってみました。さらに、足を右に少し動かして「足がこっちに動いてる」、左に少し動かして「あっちに動いてる」。すると突然、私の存在に初めて気づいたかのように、ライアンが私の目をまっすぐにのぞきこんできたのです。

ライアンはかなりのあいだ、わかったというように目をしっかり見開き、ばっちり私の目を見ました。そして、表情が和らぎ、身体の動きが落ち着いたと思ったつぎの瞬間、顔全体をぱっと輝かせて天使のようなかわいらしい笑顔を見せたのです。その後はレッスンが終わるまで、頭を打ちつけることはありませんでした。

「息子は生まれ変わった！」

初回レッスンのあと、両親から報告がありました。ライアンは穏やかになり、名前を呼ばれると反応し、視線を合わせ、一語や二語の言葉を発し、よく食べるようになったということでした。

その後の二か月間、ライアンは私たちのセンターで私以外のプラクティショナー［*］から「9つの大事なこと」を使ったレッスンを受けました。彼は進歩を続け、最初にみられた症状は完全になくなるか、大幅に薄れました。もう家具の下にもぐるようなことはありません。自分のことがわかるようになり、注意を向けて動くようになったことが見てとれました。身体も強くなり、筋肉の緊張のバランスがとれてきました。双子の兄に身体を押されると押し返し、おもちゃを取られることもなくなりました。

二か月が過ぎたころ、ライアンの状態を確認するために、一家と面談をしました。母親は息子の変化に感激した様子で、「ほかの子どもたちと遊び、視線を合わせるようになりました。よくしゃべり、どんどん言葉を使うようになっています。話しかけると関心を向け、聞いたことを理解します」と言いました。そして、満面の笑顔でこう言ったのです。「息

＊プラクティショナー――アナット・バニエル・メソッドのレッスンを導く実践者。

子は生まれ変わりました。問題ありません！」

数か月後、母親がふたたびライアンを連れてきました。しっかり食べなくなり、視線も合わさなくなったからでした。いくらか後退がみられましたが、二回レッスンを行なうと回復し、さらに先に進めるようになりました。ライアンに必要だったのは、自分の動きに注意する力をふたたび呼び覚ますことでした。脳が以前の状態に少し戻って怠け者になり、強迫性の自動モードで機能しているようだったのです。

このとき、ようやくライアンの両親は、「9つの大事なこと」を自宅でもとりいれることに同意しました。息子の脳が成長を続けられるようにするためです。「9つの大事なこと」は一家の生活にどんどん根づき、ライアンだけでなく兄のブランドンにも役立ちました。両親は子どもを助けるために「9つの大事なこと」を学びましたが、これを実践すると、自分たちの人生が思いもよらない方向によくなっていくと言ってくれます。

子どもが注意を向けているときの五つの特徴

では、子どもが注意を向けているかどうかを見分ける方法をお教えします。

注意が向いているときの特徴は五つあります。

1　凝視する――――注意を向けはじめたときにライアンは、身体をよじって頭を打ちつける動作を止めてじっとすると、数秒間、宙を凝視しました。ぼうっとするのではなく、動きがもたらす感覚と気分に細心の注意を払っていました。子どもが注意を向けているときは、動きを止めて感覚に身を沈め、瞬きもせずに目を凝らします。親にはすぐに「これだ！」とわかるはずです。その瞬間に気づき、干渉するのではなく、子どもが思うぞんぶん注意を向けられるようにすることが大切です。子どもが集中している瞬間を正反対に解釈してしまう人が少なくないのですが、この数秒間はきわめて貴重です。脳が新しい活動と可能性で満たされる劇的な変化のときなのです。

2　動きを追う――――目で動きを追っているとき、子どもは注意を向けています。追っているのは自分の動きやボールの動き、腕や足を動かしてくれるあなたの動きだったりします。目だけでなく、耳で音を追っていることもあります。目を動かすと同時に音のする方向に顔を向けることもあれば、それまでの動作を止めて耳を澄ますこともあります。

3　予測する――――子どもがつぎの動きを予測しているときも、注意が向いているときです。身体がピクッと動くこともあれば、もっと明確な動きで、そうとわかることもあります。子どもの予測が上手かどうかではなく、子どものそのような動きにあなたが気づくことが大切です。たとえどんなに小さな動きでも、子どもが注意を向けて自分から動いたのであれば、そのとき脳には豊かなつながりがつくられています。[*]

4　喜ぶ――子どもが何かに喜んでいるときも注意が向いています。子どもは笑い、ハッピーになっています。親にとっても心躍るときでしょう。

5　遊ぶ――子どもがおもしろがっているときも注意が向いています。お子さんはあなたとの取り組みをゲームだと思って創造力を駆使して参加し、「おもしろい！」と感じています。遊び心・喜び・楽しさが発達と学びに欠かせないことは、科学研究でも示されています。

からだ・きもち・考えの「動き」

「動きに注意を向ける」というとき、「動き」は身体的なものだけにかぎりません。子どもは身体・感情・思考の動きについて感じとり、注意を向けることができます。

身体（からだ）の動き――子どもが自分でする、あるいは、だれかにしてもらう、身体のあらゆる動きです。身体の動きに注意を向けると脳の機能が高まり、その動きだけで

＊予測の例は80ページの「身体の動きに注意を向ける」参照。

〝「動きに注意を向ける」とは、感情の動き、思考の動きについてもいえることです〟

なく、あらゆる動きの質が向上します。

感情（きもち）の動き――――感情もまた「動き」としてとらえることができます。子どもの注意を本人の感情の動きに向けるようにすると、脳と行動に飛躍的な変化が生まれる道が拓けます。

思考（考え）の動き――――いちばんとらえどころのない動きは思考でしょう。発想や考えを生み、物事の関係性を知り、自分と周囲の世界を理解するというプロセスは、すべて脳の中の「動き」です。思考の結果は五感ではわかりませんが、感じることができます。私は、子どもが自分の考えに注意を向けることを助けると、その子に劇的な変化が起こることを経験してきました。

科学が教えてくれること

The Mindful Brain（邦訳『脳をみる心、心をみる脳』星和書店）の著者でＵＣＬＡ医科大学マインドフルアウェアネス研究所のダニエル・Ｊ・シーゲルは、注意を向けることのパワーが脳に変化を起こす瞑想の行為について、つぎのように述べています。

「古代から、洋の東西を問わず、一瞬一瞬の体験に気づくということが実践されてきました。人類は数千年にわたり、自分に注意を向けるという習慣を知恵として伝えてきました。……いま、科学がその有効性を証明しつつあります」

マイケル・マーゼニックの研究チームは、ヨザルを使った実験で、注意力と脳の変化の明白な関係を示しました。被験動物が身体の特定部位に受ける刺激に注意を向けなければならないとき、関連する脳の感覚野の回路のつながりは著しく増えました。感じているものに注意を向けないとき、脳に顕著な変化はみられませんでした。

同じ相関関係は動きについても観察されました。たとえば、腕の動きに注意を向けると脳の関連領域は発達し、反対に、注意を向けずに動かした場合、関連領域はまったく変化しないか、縮小しました。マーゼニックは「注意がともなった体験は、神経系の構造と機能に物理的変化をもたらす」と述べています。

動きに注意を向けるためのヒントと方法

まず、あなたが注意を向ける

お子さんを支援する鍵は、あなた自身が注意を向けることです。注意を向けるとは、子どもの活動・経験・行動に関心を寄せ、是非を判断せずにそれを受け入れることです。あなたの脳がお子さんの脳とコードでつながっているとイメージしてください。そのコードを通じてお子さんの脳があなたの脳を読むことができるとしたら、あなたが細心の注意を向けているとき、子どもの脳は、より質の高いあなたの脳のシステムを利用できます。あなたが子どもに向きあうときにみせる注意力が、子どもにとって、注意を向けることの手本になります。注意を向けるということを、脳が学び、実践し、上達させていける行為としてとらえることが大切です。

身体の動きに注意を向ける

毎日の生活で、子どもの身体の動きに注意を向けてください。たとえば、抱き上げようと屈んだとき、一瞬、手を止め、子どもが抱き上げられることを予測しているかどうかをみてください。お子さんは、あなたの行動に注意を向けていますか？　自分から手を伸ばしてきたり、筋肉を硬くして肩を少し持ち上げたりするかもしれません。子どもの様子を観察したら、ゆっくり抱き上げます。このとき、お子さんは動きに注意を向ける練習をしたのです。

自分から関わろうとする気配が子どもにみられないときは、抱き上げないことで注意を引くことができます。数秒間、直立して待ちます。子どもの名前を呼んだり、舌を鳴らすなど耳慣れない音を出して抱き上げる態勢に入り、本人が気づくかどうかをみてください。生活のさまざまな場面でこうした方法で子どもの注意を引き、脳が目覚める手助けをしてください。

考えることに注意を向ける

子どもの注意を本人の「考え」に向けさせることで、思考力を高める手助けができます。そのためには、子どもが何をどのように伝えているかに注目します。いちばん簡単な方法は、質問をしてみることです。

たとえば、自閉症スペクトラムや注意欠陥障害、脆弱《ぜいじゃく》X症候群などの子どもによくあるように、発音や意味が不明瞭なために話を理解するのが難しい場合は、その子が言わんとする内容をわかったとしても、抜けた部分の「穴埋め」をしてやらないことです。そして、子どもに向かって、はっきり話しなさいと言わないことです(「子どもは、できることはとっくにしている」ということをお忘れなく)。

そのかわり、親しみをこめながら「いま、何て言ったの？　何かしてほしいの？」と尋ねてみてください。最初は答えないかもしれませんが、話しだすのを待ってください。子どもは自分の話し方が聞きとりにくいことにまったく気づいていない可能性が高いのです。言おうとしていることの予想がつけば「○○について言っているの？」と○○を穴埋めをしつつ、「そうなの？　違うの？」と尋ねてみます。「イエス」か「ノー」を答えるまで待ち、どちらも答えなければ、なにごともなかったようにつぎのことに移ります。

このような方法で自分の話し方に注意を向けさせると、子どもは「自分の発言が理解されること」と「理解されないこと」の違いを知り、どの音を出せば望むものを手に入れられるかを認識しはじめます。自分で自分の声を聴けるようになると、脳は少しずつ話し方のくせや言葉の違いを聞き分けるようになるので、より正確に、相手に伝わるように話ができるようになります。この場合の「違い」を認識する力は、言語能力だけでなく、思考の質と明晰さも高めてくれます。

手で触れることのパワー

双子のライアンの例が示すように、「手でタッチすること」には、子どもの注意力を目覚めさせるパワーがあります。タッチすることは、脳と交信するための強力な手段です。子どもに手で触れると、その子は、どこからどこまでが自分であるかを感じとります。たくさんの愛情と注意のこもったタッチは、身体・感情・認知の発達の核といえます。十分に触れてもらうことがなければ、発育に深刻な影響が出ます。乳児院などでときにみられることですが、愛情のこもった手で触れてもらわなかった赤ちゃんは衰弱し、死ぬことさえあるのです。

六種類のタッチ

やさしいタッチ――必要最小限の力で

注意を向けたタッチ――感じながら全神経をこめて

安心のタッチ――子どもを全力で守るように

つながるタッチ――社交ダンスを踊るカップルのように、一体となって子どもを動かすように

愛のタッチ――子どもの反応に注意を向け、その反応に応えるように

見るタッチ――指先と手のひらについた「目」を通して子どもを見るように

支援が必要な子どもたちと関わりはじめたころ、気づいたことがあります。

自動操縦モードで子どもに触れたり、子どもの身体を動かしたりすると、変化はほとんど起こらず、その子がやがて抵抗するようになります。一方、自分の感じていることに注意を払い、同時に子どもの反応とその子が感じているであろうことに注意を向けると、かなり違った成果が出るのです。注意を向けて子どもにタッチすると、子どもはそのタッチと自分の身体の感覚に鋭く注意を向けます。すると、その瞬間、その子と私とのあいだに、はっきりとつながりが生まれます。なんとも奥深く、うれしくなる経験です。

自動モードのタッチを、注意を向けたタッチへと変え、つながりを築くという一見、単純に思えることが、人生をすっかり変えるような変化に発展することが少なくありません。この発見は、私の仕事の転換点でした。

手で見る

けがや運動不足から腕を上げられない大人を対象にしたレッスンでは、背中、肩、目覚める必要があると感じられる身体の部分に手を触れます。すると、たいていの人は痛みをほとんど感じることなく、楽に腕を動かせるようになります。この変化は一瞬です。私は、手をとおして相手を「見る」ように触れます。相手の動きをコントロールしようとはしません。

自分の指先と手のひらに「目」がついているとイメージしてください。その「目」をとおして、子どもを変えようとするのではなく、見るようにタッチしてください。そのようにタッチをすると、脳が成長に必要な情報を受けとるだけでなく、子どもは自分を感じとり、大切にされていると感じるようになります。

子どもの流れに乗る

動きや行動を変えようとするのではなく、流れに乗り、ときにはそれを強めることで、子どもが自分自身に注意を向ける手助けができます。

重度のＡＤＨＤと診断されていた六歳のメイソンは、初回のレッスンで部屋に入るなり床に座り、靴を脱ぎました。当時のオフィスはマンハッタンのビルの四十階で、その日は窓がひとつ開いていました。メイソンは左右の手にそれぞれ靴を持って立ち上がり、部屋をすばやく見わたすと、開いている窓に向かって歩きだしました。母親は、靴を窓から投げないようにと強い口調で注意しました。（母親は、靴を投げると決心したかに見えるメイソンが、じつは自分の行動にしっかり気づいていないことをわかっていませんでした。彼は、身体がそう動いただけでした。）

私は窓に向かって急ぎながら、メイソンに話しかけました。「歩いているの？　私と窓のところで会う？」。メイソンはちらっとこちらを見ましたが、歩きつづけます。「きみと私、どっちが先に着くかな？」と言って私は先に到着すると、「惜しかったね」と声をかけました。そして窓をさえぎると、「手に何か持ってるの？　手で何か持ちたいの？」と聞きました。そのとき、メイソンは自分の手に目をやり、靴を目にしました。

私は母親に紙を一枚渡してもらうと半分に破って彼に見せ、靴を持つかわりに、紙を持つかと尋ねました。メイソンが靴にこだわったので、私は窓から紙を投げると宣言し、目を見開いている彼にかまうことなく、おおげさな身振りで窓の外に放りました。

「きみも窓から何か投げたい？」。メイソンが近づいてきてうなずいたので、「いいわよ。でも、靴じゃなくて、紙よ」と答えました。メイソンは靴を床に置くと、紙をつかみました。そして、ゆっくり、慎重に、窓に向かうと、小さな腕を伸ばして、紙切れを手放したのです。

行動を変えようとするのではなく、子どもの動きに乗って支援をすると、子どもは自分が何をどのようにしているかを認識するようになります。すると脳が自由になり、それまでとは違う新しいことができるようになるのです。

役者になる

お芝居を観ている子どもは、すっかり物語の虜《とりこ》になるものです。主人公に危険が迫ると大声で叫んだり、興奮してイスから飛び上がったりします。緊迫した場面で舞台に駆け上がる子どももいます。

たいていの親は、子どものまえで「役者」や「歌手」になって、その子の注意を呼び覚ましています。先ほどのメイソンは、窓の外に紙切れを投げた私の大げさな身振りがきっかけで、自分の行動に気がつきました。子どもの注意力は、空気のようにあなたの周囲にあると考えてください。注意を呼び覚ますチャンスはつねにあります。

実践しましょう

「動きに注意を向けること」は、実践していくと第二の本能となり、いつでもできるようになります。このことが素晴らしい宝になったと言ってくれる親がおおぜいいます。親たちは、注意を向けて動くことで、子どもが限界を超えていけるようになっただけでなく、自分たちの生活の質までもが高くなったと言います。

子どもを手助けするのに専門家である必要はありません。日常のあらゆる動きがレッスンの材料です。子どもと何かをするときに、子どもが自分の動きに注意を向ける方法を探していきましょう。

2つめの大事なこと

「ゆっくり」

険しい山を登るには、
最初はゆっくり歩きはじめることだ
——ウィリアム・シェイクスピア（英国の劇作家）

「ゆっくり」と聞いて、あなたは何を連想しますか？

この言葉から「遅い」「鈍い」「退屈」「なまけもの」といったことを連想する人もいるでしょう。子どもの発達が「ゆっくり」であれば、特別な支援を必要としているかもしれないことは確かです。

これからお話しする「ゆっくり」は、子どもの脳の働きを高め、想像をはるかに超える可能性を与えてくれる強力な手段です。「ゆっくり」は、識別力を高めるチャンスを増やし、脳が得たものを統合して新しい能力を生みだすことを助けてくれます。「ゆっくり」によって獲得できるものは、手の動きだったり、コミュニケーションを上手にとる能力だったり、算数の問題を解く力だったりします。

脳性まひの女の子、アリとの出会い

私はフェルデンクライス博士から教わった「ゆっくり」を実践していくなかで、一歳十か月の重い脳性まひの女の子ととても貴重な経験をしました。このときの発見が、その後、どんなに役に立ったかは計り知れません。

その女の子、アリは、父親に抱きかかえられて訪ねてきました。レッスン室では、父親がレッスン台の端に腰かけ、膝の上にアリを抱きました。母親は向かいのイスに座っています。私は父親の隣でアリを観察しました。アリは身体がとても細く、瞳は濃い茶色で、片方の目は完全に内側に寄っていました。腕は両方とも肘で折れ曲がり、左右の手は硬いこぶしをつくっていて、どちらも人差し指と中指のあいだから親指が突きでています。両脚はくっつき、膝と膝は小刻みに打ちつけられ、左右の足はくるぶしからねじれて内側を向いています。

アリは、動くほうの目で私を追う以外、いっさい動きませんでした。両親によると、彼女は早産で生まれた双子のうちのひとりで、生後すぐに保育器に入れられたものの、数日後にその酸素が切れ、発見されたときには脳に重度の障害を負っていたということです。脳性まひと診断されて理学療法を続けていましたが、自発的な動きはないままで、手足はつねにぴったり閉じられ、発語もありませんでした。

このとき私は、どのように対応すればよいのかわかりませんでした。アリのような子どもに触れるのは初めてで、利用できるテクニックも知識もありません。そこで、じっくりアリを観察し、彼女に私という存在に慣れてもらうことにしました。（この「どう対応するかまだわからない」という状況と、ゆっくりと時間をかけたことが、発見のチャンスをもたらしてくれました。このとき以来、私はレッスンを始めるまえに「この子にどう対応するかは、わからない」という心構えをもつようにしています。私は、何もかもをあえてとても「ゆっくり」にします。）

"動いているとは見えないほどゆっくりと、硬直した脚に動きを与えていきました"

こわばった筋肉へのスロータッチ

アリの脚は私のタッチをどう感じるのか。動かそうとすると、脚はどうなるのか。痙直《けいちょく》型の脳性まひの子をもつ方ならおわかりのように、このような子どもは動かそうとした瞬間、あるいは、自分で動こうとした瞬間、筋肉がさらに硬直し、動くことがいっそう困難になります。右手をアリの左腿においた瞬間、彼女のかぼそい脚の筋肉が驚くほど硬くなるのを感じました。脚を動かそうとすると、その瞬間に抵抗を感じました。ぴったり閉じられた両脚は、けっして動くことがないかのようでした。私はアリの脚をやさしく持ち、自分の手の動きをとても遅くしました。はたから見たら動いているのがわからないほどに、ゆっくり動かしました。すると、わずかに脚が動きはじめたのです。

この小さな、ものすごく「ゆっくり」の動きを続けているあいだ、アリは自分自身と自分の感覚に注意を向けているようにみえました。突然、脚の筋肉がゆるみました。左膝が横に開き、くるぶしまでもが動いていました。これが例外なのかどうかを確認しようと母親に目をやると、口をぽかんと開け、目を見開き、こんなことは初めてだと言います。

思いがけない成果に励まされた私は、同じ「ゆっくり」を反対の脚でも行なってみることにしました。アリとのあいだに感じるつながりを保ちながら、とってもゆっくり、もう片方の脚を動かしました。すると数分後、この脚の筋肉も完全にゆるんで、両膝が外を向きました。生まれてはじめて、アリの脳は脚の筋肉を収縮させることをやめたのです。

私は、足を交差できるかどうかを確かめてみることにしました。すべての動きをゆっくり、やさしく行ないます。ゆっくり持ち上げた左右の脚はとても軽く、簡単に交差することができました。両膝は外を向いています。アリは、父親の膝の上であぐらをかいたのです。部屋は静まりかえっていました。だれもが黙ってアリを見ています。それまで無口だった父親が言いました。「信じられない。奇跡のようだ」。

人は体験ずみのパターンしか速くはできない

人間が速く動き、速く考え、また、速くて効率のよい機械をつくりだすのは、それが生存や繁栄と切り離せないからです。けれども、私たちは、すでに体験ずみのことしか速くできないということを理解しておく必要があります。何かを速く行なうとき、脳はすでに刻みこまれているパターンを利用します。

“何かを習得したいなら、最初はゆっくり行なうことです”

私たちは新しく何かを学んだり、発見したり、理解しようとするとき、最初から速くは行なわないものです。何かを習得したいなら、脳がそれに必要な回路とパターンを築くまでは速くしないことが肝心です。脳に回路ができてこそ、少しずつ速くしていくことができます。新しいパターンが脳に深く刻みこまれると、速く巧みに動けるようになります。脳が方法を見つけださないかぎり、ボールを投げたり、字を書いたり、引き算をしたりはできません。

これはあたりまえのことのようですが、わが子にかける期待が大きいと、このあたりまえのことをそうとは受けとめられなくなるのです。

マックスの母親が、息子の算数のテストを持参した日のことです。マックスは、たし算の問題が百問並んだこのテストで落第点をもらっていました。なんと小学一年生が、このテストの正答率だけでなく、回答した速さでも評価されるというのです。回答時間は二十分だと聞き、私は驚きました。六歳のマックスは質問の意味をわかっておらず、数字というものをほとんど理解していませんでした。速く解くどころか、あてずっぽうに答えることを「学んで」いたのです。

マックスとのレッスンでは、「ゆっくり」をはじめとする「9つの大事なこと」を利用して、彼の脳に時間と情報を与えました。脳が「違い」（差異）を認識し、算数の問題を解くのに必要なパターンをつくりだせるようにしたことで、マックスはあてずっぽうに答えなくてもすむようになりました。

私たちは、得意なことは速く確実に行なうことができます。ところが、何かをするときに最初から速くすると、上手にできるようにはなりません。何かを学び、新しい可能性を生みだすには「ゆっくり」が欠かせないのです。

アインシュタインは相対性理論を発見したとき、自分が光に乗っているとイメージし、動きの感覚や自分の身体と周囲の空間の関係を感じとったといいます。この行為に没頭し、ゆっくりと相対性理論を導きだし、それをのちに数式に変換しました。このときアインシュタインの脳の中で起きていた、とんでもなく豊かで複雑なプロセスを想像してみてください。数十億の神経細胞が火花を散らし、さまざまに動いた結果、この信じられないような発見がもたらされたのです。このとき、だれかが時間を計っていたら、どうなっていたでしょう？　回答時間は二十分だと言って、アインシュタインに突然、「やめ！」と言っていたら……？

スローダウンで「感じとる脳」に

何かができないときは、その能力がまだないということです。能力を獲得するためには、脳がより細かく差異をとらえ、無数の新しい神経細胞のつながりをつくり、それが統合されなければなりません。そのチャンスを最大にするためには、取り組みのペースを思いきり落とすことです。「ゆっくり」は脳の注意を引き、子どもに感じる時間を与えます。

私たちが行なうあらゆることの真髄は、起きていることを感じることです。考える能力、動く能力の核は、起こっていることを感じとるということです。速く動くとき、脳には、すでに刻みこまれているパターンや「自動操縦モード」でできるパターンに陥るしか選択肢がありません。

この本の冒頭で紹介したエリザベスは、どんなにボールをキャッチしたいと思ってがんばっても、ボールの動きが速ければ、手を前に差しだして目を固めるという、脳に刻みこまれたパターンを再生しました。手足を固く閉じていたアリは、脚を動かされると、もっと痙縮《けいしゅく》する以外に選択肢がありませんでした。ところが、動きをものすごくゆっくりすると、アリの脳は、動きを感じることができ、新しい可能性を発見しました。算数の問題を急いで解こうとしたとき、マックスの脳は「あてずっぽう」という方法に逆もどりしました。

「ゆっくり」は、感じる時間、気づく時間を与えてくれます。「ゆっくり」は、「いま、この瞬間に存在すること」を教えてくれます。「ゆっくり」は感じとる力を増幅させるので、脳が「違い」を認識しやすくなり、新しいことをする糸口をつかむようになります。

「うちの子はアインシュタインなんかじゃない。成長が遅れているのだ」と思ったとして

〃「ゆっくり」は
脳の
注意を引き、
感じ、気づく
チャンスを
子どもに
与えます〃

も、「ゆっくり」をとりいれると、お子さんの感じとる力は高まります。寝返りの打ち方や親指と人差し指でモノをつかむ方法を編みだした子どもの脳、12÷4は3だと理解した子どもの脳は、そのとき、素晴らしい働きをしています。いま、お子さんが立てないからといって、その子の脳が最高の働きをできないということにはなりません。「ゆっくり」は、脳を最高の状態で働かせるための手段です。

止まれないジョシュ――刺激を減らすことが有効な理由

細身でやさしい顔立ちのジョシュ（十三歳）が、跳ねながらレッスン室に入ってきました。母親がぴったり後ろについています。ジョシュはノンストップで口を動かし、ほとんど意味をなさない音をたえまなく発しています。母音・子音・音節の嵐のなかに、ときどき単語が混じります。彼は部屋の隅からおもちゃの入った箱へと走ったかと思うと、立ち止まることも、おもちゃに興味を示すこともなく、違う方向に走りだしました。そのように壁から壁へ、意味不明の音を発しながら跳ねつづけ、何度もつまずいては身体のバランスを崩しました。

ＡＤＨＤ（注意欠陥・多動性障害）、自閉症スペクトラム、脆弱《ぜいじゃく》Ｘ症候群などの症状をもつ子どもの親は、子どもがあまりにも速く動きつづけることに疲れはてています。この子どもたちは混沌とした世界にいます。自分をゆっくりできないので、何かを学ぶことがたいへ

〟欠けているのは
訓練による
刺激では
ないのです〟

ん難しいのです。注意がつぎからつぎへとあまりに速く移るため、自分や周囲の世界を理解できるように何かを感じ、気づくチャンスが脳にないのです。

自転車に乗る、ボールを受ける、読み書きをするといった新しい課題に直面すると、この子どもたちの脳は、その複雑な行為を組み立て、行なうために必要な「違い」を十分に認識できません。そのようなとき私たちが目にするのは、活発な動きがさらに激しくなるという現象です。

この子どもたちに必要なのは強い刺激だと考えて、目標とする動きをくり返したり、算数や音読を何時間も教えたり、歯ブラシで舌を刺激したりする人がいるかもしれません。しかし、欠けているのは刺激ではありません。彼らには、感覚へのあらゆる働きかけがすでに刺激になっています。問題は、その刺激を脳が、意味のある、一貫性のある方法で整理できないことなのです。

この子どもたちに必要なのは、刺激を減らすことです。刺激の速さと強さの両方を和らげ、脳が「ゆっくり」を体験し、起きていることを感じ、それに気づくことが必要です。そうすれば、身体の内と外からの刺激は「情報」となり、脳は「違い」を認識し、整理し、統合することができます。そうでなければ、いかなる刺激も子どもたちをあおり、さらに加速させてしまいます。

最近の脳科学研究は「ゆっくり」が決定的に重要であることを示しています。また、刺激を増やすことはかえって症状を激しくさせ、有害となりうることがわかってきています。

体当たりで「ゆっくり」を学ぶ

ジョシュとの初回のレッスンでは、まず、彼が部屋を走りまわる様子を観察しました。つぎに、ジョシュがある方向へ走るたび、黙って静かに、彼の視界をさえぎるように前に立ちふさがりました。しかし、彼は私の存在に気づかないようで、そのたびに違う方向に跳ねていきました。

六回ほど通り道をふさいだとき、ジョシュは止まって私を見ました。このとき初めて私に気づいたようで、何をしているのかと不思議に思ったようでした。この瞬間、彼の言葉も止まりました。数秒間、注意を向けたのです。私はふたたび走りだしたジョシュの前に、もう一度、立ちふさがりました。そして、彼が顔を上げると、ゆっくりと言いました。

「ジョシュ、こんにちは。私はアナットよ。あなたにテーブルについてもらうからね」

それからゆっくりと彼に近づいて捕まえると、レッスン台の高い位置に乗せました。

わずか数秒間でもスピードを落とし、注意を向けることを体験した子どもは、ゆっくりできるようになっていきます。何年も取り組みを続けるうちに、私はこのことに気づきました。ジョシュのような症状は「注意力欠陥」と呼ばれていますが、むしろ「減速力欠陥」

ととらえるほうがわかりやすいかもしれません。

レッスン台に乗ったジョシュは、すぐにゴソゴソ動きだしました。寝転がり、起き上がり、ふたたび寝転がり、両脚を一方向に動かしたかと思うと、別の方向に動かしました。

私はジョシュが台から落ちないように、イスから身を乗りだして両手で彼の両脇を支えました。そして、とてもゆっくり、やさしく、ほんの少しずつ、彼の身体を動かしはじめました。最初ジョシュは、動かされていることにも、私がいることにさえも気づいていないようでした。口からはあいかわらず、洪水のように音が発せられています。

このレッスンのあいだ、私は「ゆっくりの容器」となり、速くてとりとめのない行動からジョシュを守ることを心がけました。彼が何をしてもそれを止めることはせず、ひたすらゆっくり、慎重に、基本の方法で彼の脚、骨盤、胸を動かしました。注意をこめたゆっくりの一つひとつの動きがジョシュの身体の動きとなって、彼の脳に話しかけました。脳が、身体のさまざまな部位を感じとり、動きや感覚を体験するチャンスを与えられたのです。自分の身体やその動きに気がつくと、脳は秩序を見出していくことができます。

数分後、ジョシュは自分から減速し、ときどきじっとするようになりました。そして、まもなくすっかり静かになりました。意味不明の早口も止まっています。脳が落ち着いたのです。ジョシュは注意を向け、学べる状態になったのです。彼はそれまで経験したことのない方法で自分と対面していました。「このようなジョシュは見たことがない」と母親

〃数分後、ジョシュは動きを止め、洪水のような早口を止め、自分と対面していました〃

が言いました。

翌日、レッスン室に入ってきたジョシュは、二語かそれ以上の「文」を話していました。ときどき、意味をなさない音の洪水と激しい動きに逆戻りしましたが、そのあとに秩序立てて、理解できるように話すことができました。

ジョシュの進歩はめざましく、発話だけでなく、身体の姿勢や強さ、バランス感覚、食べ方、睡眠の質、そして思考力が向上しました。このような進歩は、私たちとレッスンをする多くの子どもにみられます。土台となる脳の処理機能が向上するので、全般的に能力が発達するのです。さまざまな分野の能力が、予想もしなかったように発達することは珍しくありません。


「ぼくはバカじゃない！」


子どもがいる真の地点で私たちがいっしょに時間を過ごすとき、その子どもは時間を愛だと感じています。しかし、子どもを急かし、できないことを早くしなさいと言うとき、また、できることをもっと早くしなさいと言うときは、そうとは知らずに失敗を呼びこんでいます。親は子どものためを思ってそのように言いますが、子どもは自分をダメだと感じたり、親の期待にそうことができないと感じたりすることになります。

脆弱X症候群という遺伝性疾患をもつチャーリーとのレッスンを思い出します。部屋の外でレッスンを待つあいだ、母親のシーラは彼に、ノートパソコンを与えて音読の練習をさせていました。母親の努力もむなしく、チャーリーは興奮し、反抗的になり、しまいにはつかえてしまいました。このやりとりを聞いていた私は、「スローダウンしないといけない」と思いました。

レッスン室に入ってもらうと、母親のシーラに、パソコンの画面に言葉が出てくるスピードを変えるように頼みました。チャーリーをレッスン台に乗せると「ぼくはバカだ。読めないんだ」と言ったので、私は「違う。きみはバカなんかじゃない。画面の字の動きが速すぎるだけよ」と答えました。チャーリーは一瞬、不思議そうな顔で私を見ると、少しだけ笑顔を見せました。

シーラが音読プログラムのスピードを落としてくれたのでチャーリーに見せたところ、画面の単語がゆっくり動くので読むことができました。自信がついてうれしくなったチャーリーは、「ぼくはバカじゃない!」と宣言しました。

パソコンの速度を遅くしたことで、チャーリーは学べるようになりました。そして、母親もゆっくりすることができたのです。この日、母親がスローダウンしたので息子も落着き、親子はつながることができました。安心感をおぼえ、自分が愛され受け入れられていると感じることで、チャーリーの脳は機能するチャンスを手に入れたのです。

ペースを落として子どもとゆっくりするとき、あなたは子どもと同じ地点に立ち、子どもの真の反応と可能性を知ることができます。それは、ダンスホールでリードし、リードされながら踊るカップルのように、子どもといっしょにダンスをすることなのです。

ヒトは、その脳とともにゆっくり成長する

最近は、赤ちゃんの月齢の目安とされる発達指標を気にする親が多いようです。首が座る、寝返りを打って腹ばいになる、立つといった指標となる動作をできるだけ早い時期にするのがよいとする風潮も強まっています。発達を加速させることが将来、身体・感情・認知の面ですぐれた成果をもたらすという発想です。親は専門家などから、子どもが早く発達するようがんばることを勧められます。生後二週間で、腹ばいにさせて遊ばせる「タミータイム」をとるように言われることもありますが、これは、赤ちゃんが自分からうつぶせになる何か月もまえです。発達を加速させるためのジャンプ器具（ジャンパー）や歩行器といったものまであります。

他の哺乳類と比べるとき、人間にとってもっとも重要ともいえることは、成長が「ゆっくり」であることです。子どもの発育の専門家であるW・M・クログマンは「人類はあらゆる生命体のなかで、赤ちゃん時代、子ども時代、未成年時代がもっとも長い」と記しています。

生後二か月のチンパンジーは立って母親にしがみつくことができますが、同じ時期の人

間の赤ちゃんは無力で、すべてを世話してもらいます。生後五か月ごろ、チンパンジーは木に登り、少しのあいだ母子のつながりを断つようになりますが、人間の赤ちゃんは体位を仰向けから横向けに変えるようになったばかりです。チンパンジーは二歳ごろには運動機能がほぼ成熟しますが、人間の子どもはまだヨチヨチ歩きをしています。チンパンジーと比べると、人間の赤ちゃんは運動その他の能力を獲得するのが極端に遅いのです。しかし、その一方で、とても大切なことが進行しています。二歳の子どもは、すでに二十から三十の単語を話し、二語をつなげて意味のある文をつくります。五歳の子どもの語彙は二千五百語ぐらいです。

生物学者のスティーブン・ジェイ・グールドは「人間の赤ちゃんは胎児として生まれてくる」と述べています。他の哺乳類に比べ、人間は未完成の状態で生まれ、成熟に時間がかかります。グールドによると、発達がきわめてゆっくりで、脳が成長をとげるからこそ、私たちには他の生物をはるかにしのぐ方法で進化するチャンスがあるということです。

人間はゆっくり発達することで、脳が細かく高度に分化し、その構造を複雑化するので、独自の能力をもつことができるのです。人間がゆっくり発達できることは、その大きな脳が何年、何十年という歳月をかけて成長することの賜物です。

終着点は未定にしておく

健康な赤ちゃんの発達を加速させても、のちの成長全般に有意義な差は出ないことを示す研究があります。そうしたところで将来的によい結果が出るという証拠はなく、むしろ有害である可能性が濃厚です。特別な支援が必要な子どもは、いわゆる発達進度表から遅れている場合が多いので、指標となる動作ができるように子どもを急かしたくなるのもわからなくはありません。しかし、大切なのは、その動作を導きだすことになる基礎のプロセスです。

赤ちゃんが寝転がってランダムな動きをしながら、さまざまな動きと能力を獲得していく数か月のあいだ、脳の中ではきわめて豊かな活動が進行中です。莫大な数の神経回路がつながり、身体の地図がどんどんつくられていきます。数十億もの小さなパーツが統合され、やがて発達の指標とされる動作になり、将来、さらに大きな能力を獲得できるようになります。

人間は、すぐに完成してしまわないようにできています。思考・感情・行動の動きの最終パターンを脳にすぐに刻みこまないようにできているために、きわめて複雑な能力を発達させ、一生を通じて、新しい、より大きな能力を獲得していくことができるのです。支援が必要な子どもを手助けするときは時間をかけ、終着点を決めず、成長できるためのたくさんの選択肢をその子の脳に与えてください。チンパンジーやサルの仲間はどんなに能力をもっているとしても、脳が早くに完成してしまうので、一生を通じて獲得できるものは私たちよりはるかに少ないのです。

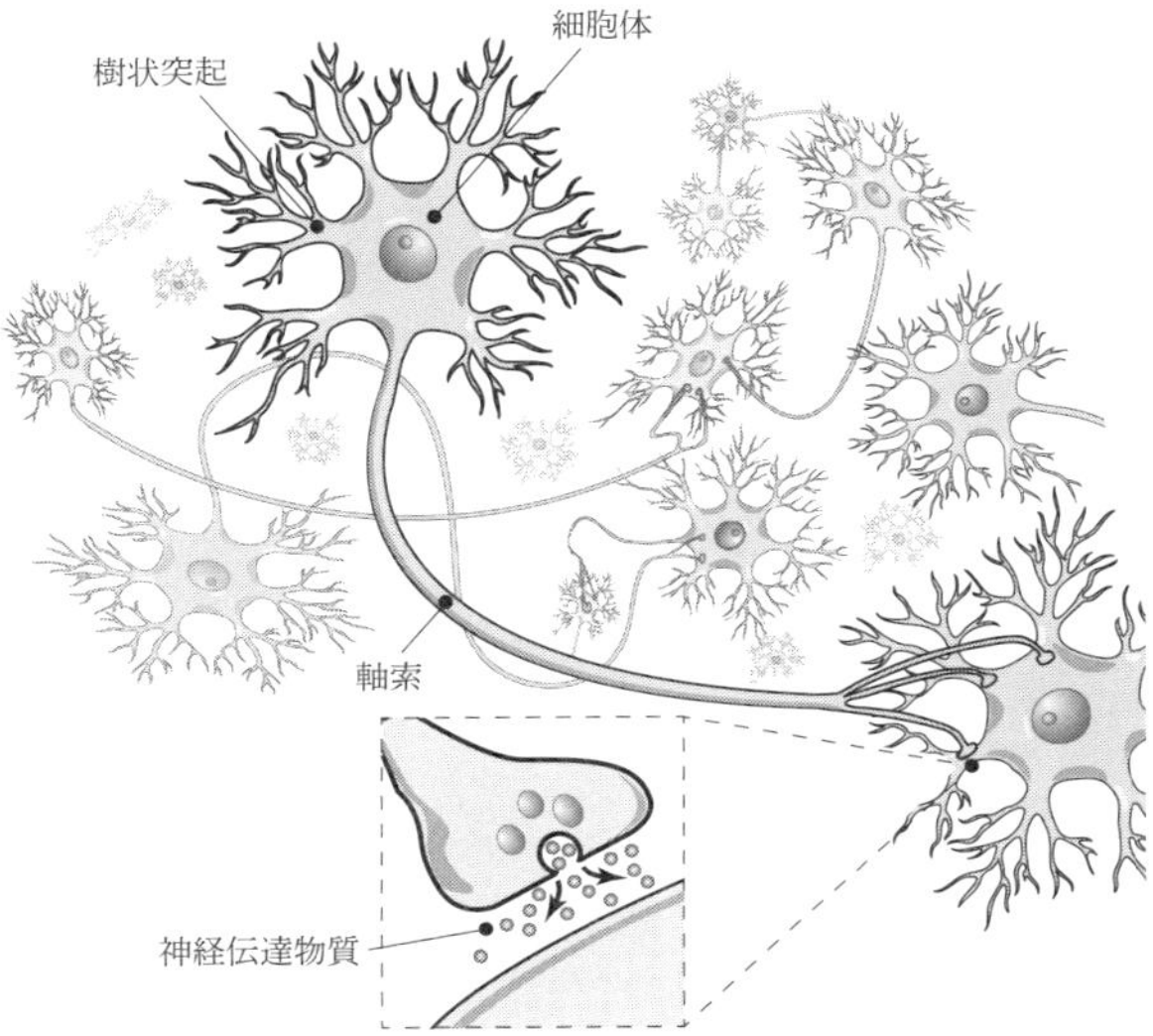

信号が脳の神経細胞《ニューロン》を伝わる

科学が教えてくれること

子どもが「ゆっくり」できるようになって、感じることや気づくことが増え、「違い」（差異）を認識することに長けてくると、動くことで自分の身体や周囲の世界を体験するたびに、脳の中では猛スピードで物理的な変化が起こります。

神経細胞（ニューロン）の複雑に枝分かれした樹状突起は、化学信号を受けとり、それを電気信号に変えて細胞体に送ります。この電気信号は軸索を伝わって、その先から化学信号を放出します。このようにして神経細胞のあいだで莫大な数の新しい回路がつながりますが、回路は過剰につくられるため、その一部が選ばれて新しいパターンを形成し、選ばれなかった回路は時間とともに消滅します（これを「刈りこみ」といいます）。

また、神経細胞から伸びた軸索が脂質性の物質で覆われ、絶縁されます。髄鞘化《ずいしょうか》とよばれるこの過程を経た神経細胞は、電気信号を速く伝えるようになります。

子どもが新しい能力を身につける初期の段階では、脳の新しい回路のつながりが弱く、その状態は回路の選別と髄鞘化が完了するまで続きます。この間は「ゆっくり」と「やさしく」が欠かせません。

新しい能力が定着するとは、子どもが学んだことを自在に扱えるだけの構造が脳にできあがったということです。そうなってはじめて、獲得した能力を速いスピードで発揮することができます。

マイケル・マーゼニックは、「ゆっくり」の原則を利用して、Fast ForWord というソフトウェアを開発しました。これによって何百万人もの子どもが英語の読み書きを学べるようになりましたが、言語の発達を目的としたこのプログラムは予想外の成果ももたらしています。たとえば自閉症の子どもでは、聞く力や注意力、集中力、手書きの能力、認知プロセスに改善がみられ、脳の質が全体として向上したことがうかがえます。

「ゆっくり」を実践するためのヒントと方法

お子さんとの「ゆっくり」はあなたから始まります。「ゆっくり」の手本となり、子どもの脳がたどることのできる道筋を準備しましょう。

「ゆっくり」をとりいれたら、変化を探してみます。その変化は、子どもの脳が成長するための小さなパーツです。見過ごしてしまいそうな、じつに小さな変化を観察してください。脳で起きた小さな変化こそがすべての始まりで、大きな変化のタネなのです。

では、お子さんといっしょに「ゆっくり」をとりいれる方法をご紹介します。

子どもとただいっしょにいる

・一日に十分間、子どもとただいっしょにいる時間をつくります。
・この十分間は、課題を設けず、ふたりで「ゆっくり」の感覚にひたります。
・この十分間は、子どもがリーダーです。

携帯電話の電源を切り、パソコンから離れ、本を脇に置き、テレビを消します。料理も掃除も、子どもの顔を洗うこともしません。安全を確保し、子どもにしたいようにさせます。子どもがぶらぶらしているようなら、いっしょにぶらぶらします。あなたの髪で遊ぼうとするなら、そうさせてやります。子どもが出す合図に従います。

慣れないうちは難しいと思うかもしれませんが、すぐに満ち足りた気分になると思います。私たちは「ゆっくり」を行なうように設計されているからです。

判断を下さずに観察する

・子どもと向きあうときにスローダウン（減速）します。
・子どもをだれかと比較したり、変えようとしたり、コントロールしようとしたりしません。
・子どもをただ、観察します。

スローダウンすると、それまで気づかなかった子どもの反応を知ることができます。食事や着替え、お風呂などのときも、減速して観察をすると、周囲の世界に対する子どもの反応をよりはっきりととらえることができます。この情報を生かして子どもによりそうと、お子さんの脳はあなたとのやりとりから多くを得るようになります。

赤ちゃんイルカの横にぴったりついて泳ぐ母親のようになってください。母イルカは、自分のつくる水流に赤ちゃんを乗せて泳ぎます。そのようにしていると、まもなく赤ちゃんイルカは母親から離れ、自分で泳げるようになるのです。

おっと、スローダウンしなきゃ

・子どもが何かに失敗したときは、あなたも子どももスローダウンします。
・あなたがゆっくり動きます。ゆっくり話しかけ、ゆっくり働きかけます。
・子どもが新しいことに失敗したときは、思いきり減速してもう一度挑戦するか、いったん中断し、のちほどゆっくり挑戦するようにします。

子どもが失敗をすると、親はスピードを上げてもう一度挑戦させようとするものです。そうではなく、思いきりスローダウンします。ゆっくりするとは、子どもの脳に新しい解決方法を見つけるチャンスを与えることです。すぐに完璧にはできなくても、あなたもお子さんも、さまざまな変化を体験するはずです。そのような変化が成功をもたらします。

ゆっくりゲーム

・子どもと何かをするときに、できるかぎりゆっくり取り組みます。
・どちらかがスピードを上げたら、もうひとりが速くなっていることを指摘します。
・子どもが「ゆっくり」の意味をわからなかったり、ゆっくりとできなかったりするときは、子どもがしようとしている動作の一部を減速します。
・あなたが手本になって真似をさせます。あなたが子どもの身体をゆっくり動かしてやることもできます。
・減速したときの子どもの変化を観察します。筋肉の緊張ぐあいや身体の動き、思考力などの変化に気づくかもしれません。

パズルをするなら、まずあなたが、「思いっきりゆっくりはめるよ」と言ってピースをはめ、「どれくらいゆっくりできるか、やってみて」と声をかけます。子どもが速く動いたらそのことに注意を向けさせ、場合によっては子どもの手をやさしく取って、ゆっくりと動かします。また、あなたがわざと速く動き、子どもにそれを指摘させるようにします。

「ゆっくりゲーム」は、あらゆる場面にとりいれることができます。靴を履くとき、三輪車に乗るとき、遊ぶとき……。このゲームは、お子さんが行きづまったときにとくに有効です。

スロータッチ

・日常生活でスロータッチをとりいれられることを探します。

・ゆっくり動き、子どもにゆっくり触れます。

身体へのタッチは、子どもの脳の成長にとってきわめて大切です。髪に触れるとき、コートを着せるとき、車イスから床に下ろすとき、手をたたくとき、遊ぶときなど、スロータッチをとりいれられる場面はいろいろあるでしょう。ゆっくり触れるとお子さんは自分を感じとり、何が起きているかをよりはっきりとわかることができます。「ゆっくり」は体験を増幅させるので、起きていることに脳が気づきやすくなります。

スローリスニング

・まずはあなたが減速し、心の声を静かにさせます。深呼吸し、子どもに注意を向けます。
・言葉だけでなく、音、動き、声の変化、顔の表情、ボディランゲージなど、あらゆる表現を通じて子どもが発していることに耳を傾け、何を伝えているかに思いを巡らせます。
・子どものコミュニケーションを楽しく真似してみます。何を伝えようとしているかを本人に尋ねてみます。
・子どもが何を伝えようとしているのか、あなたの予想を言葉で説明し、反応をみます。図星なら子どもはリラックスし、反応がよくなります。おどけることもあります。間違っていれば、子どもは乗ってきません。怒ることもあります。
・子どもの意思を読みとれないときは、子どもとつながっていると感じられるまで「スローリスニング」を続けます。

人間に欠かせない欲求のひとつが、だれかに自分を見てもらい、聞いてもらい、自分は大切にされていると感じることです。特別な支援が必要な子どもの多くは、まわりの大人とコミュニケーションすることが難しく、自分を理解してもらうことができません。本人が自分の世界を把握できていないときは、なおさらそうです。お子さんにはあなたという聞き手が必要です。

時は愛なり――失敗の受け入れ方

・子どもが失敗したときは、「時間をかけて。あわてない。心配しない」と伝えます。
・本人が失敗をわかっているときに、おおげさに励ますことはしません。注意がそれて、混乱するからです。
・誠実に、思いやりをもって、子どもが「ゆっくり」できるように手助けします。

子どもは失敗したとき、それをわかっているものです。大人がさせようとしたことをできなかった場合、子どもははっきりわかっていて、内心では混乱しています。

スローダウンするために、子どもの身体に手をそえてゆっくり動かす方法もあります。そのようにするとき、あなたは子どもに「よくやっているよ。あなたは守られているからね」と伝えています。愛され、受け入れてもらえていると感じ、安心感をもつとき、子どもの脳は強力な学びのマシーンになるのです。

「バリエーション」

自然とは、いくつかの法則の
果てしない組み合わせとくり返しだ
それは無数のバリエーションによって馴染みの曲を奏でる
――ラルフ・ワルド・エマーソン（米国の思想家）

子どもとの取り組みにバリエーションをつける方法は、ふた通りあります。ひとつは、何をするかのバリエーションをつけること。たとえばそれは、毎週月曜日に子どもをセラピーに連れていく予定を変更して、その日は友だちのところに連れていくことです。もうひとつは、どのようにするかのバリエーションをつけること。たとえば、食事のときに、あなたが子どもの口にスプーンを運ぶのではなく、本人が手を使って食べるようにするといったことです。

この章では、特別な支援が必要な子どもに「バリエーション」をどのようにとりいれられるかをお伝えします。

バリエーションは脳の成長をうながす

子どもの脳は最初の三年間で重量が四倍近くになり、成人の脳の約八〇％に達します。

〃バリエーション
を意図的に
とりこむことで、
脳が「違い」を
感知しやすく
なるのです〃

この増大は、おもに神経細胞のつながりが増えることによるものです。脳は回路をつなぐことで脳自身を整理し、からだと動きの地図をつくり、認知の仕組みをつくり、感情を処理します。

脳が成長するのは、新しいことやそれまでと異なること、背景からきわだっていること、ふだんの生活や心身の習慣ではないことを認識するときです。子どもの生活に「バリエーション」をとりいれると、その経験は、ふだん経験していることとは違う特別なものになります。このとき脳が感知した「違い」が、新しい可能性をもたらす情報となるのです。バリエーションをとりいれることは、脳が「違い」を認識するためのもっともわかりやすい方法です。「9つの大事なこと」の「バリエーション」とは、子どもの脳に意図的に「違い」（差異）を与え、脳がそれを利用してより強く、よりよく機能できるようにしていくことです。

バリエーションはどこにでも

バリエーションはどこにでもあります。周囲の景色や音、匂い、味、感触にもあれば、自分の内側から生まれる思考、感情、動きにもあります。歩くことひとつをとってみても、まったく同じ一歩というものは存在しません。歩くたび、脳は新しい情報をとりいれて一歩一歩を組み立て、その動きをたえず変化する全体のなかに統合します。脳そのものがたえずバリエーションを生みだしています。

周囲からいっさいのバリエーションをとり去ると、私たちは機能することができません。スキー場で猛吹雪に見舞われると奥行きの感覚がなくなります。視界から光が消え、上りも下りも、目標との距離もわからなくなってしまいます。

バリエーションのない人生を想像することは不可能です。脳は、バリエーションが十分になければうまく機能しません。健康な子どもは、動き・考え・感覚・感情に自然と大量のバリエーションを生みだしています。子どもの脳が満足に発達するためには、豊かなバリエーションが必要です。

特別な支援が必要な子どもは、バリエーションを生みだす力が制限されていることが多いのです。たとえば、自閉症スペクトラムの子どもにみられる強迫性の執着は、成長に必要なバリエーションや情報を脳が経験することを妨げます。「執着」は親がなんとかしてやりたいと願う症状ですが、じつは子どもにとってもっとも致命的なのは、バリエーションが欠けていることです。子どもが自分ひとりでは体験できない、欠如しているバリエーションの少なくとも一部を提供することが、支援者の役目だといえます。うれしいことに、バリエーションはつくりやすく、子どもに導入しやすいものです。

これからご紹介するのは、バリエーションの重要性を示すエピソードです。当時一歳一か月だったマイケルは、バリエーションが欠如していたために、能力を大きく奪われていました。

コルセットで固められた男の子

生後三週目から十か月まで、マイケルの身体はコルセットに覆われていました。股関節を固定する目的で全身用コルセットを処方されたからです。主治医によると、彼は股関節窩が完成していなかったために股関節脱臼の状態で生まれたということでした。

生後十か月で全身用コルセットを外したとき、マイケルは異常があるようには見えなかったものの、動くことができませんでした。理学療法士から数週間の反復訓練を受けましたが、両親によると、役に立たなかったということでした。私が出会った一歳一か月のマイケルは、寝返りを打つことができず、上体を起こすことも、這いずりまわることもできませんでした。

マイケルは、身体の動かし方をまったくわかっていませんでした。座らせると頭を起こし、左右に動かすことはできました。腕を動かすときは、自閉症の子どもにみられるように速くパタパタと動かしました。脚・背・骨盤は重く、動きがありません。マイケルの両親は、医師から何の助言ももらえなかったために不安を募らせていました。自分たちで解決方法を探すしかなく、似たような状況にある親たちと同様に、見放されたと感じていま

〝コルセットによってマイケルの脳は動きと身体の地図を描けずにいたのでしょう〟

した。マイケルが這うことを学ばない理由について説明はなく、だれもが勝手な提案ばかりしたのです。

私は、どうみても健康に見えるマイケルがなぜ動けないのか、不思議に思いました。そのとき思いあたったのが、コルセットに覆われていた期間中、乳児が通常行なうあらゆるランダムな動きやみずから発展していく自発的な動きを経験できなかった、ということです。また、コルセットで覆われていたために、マイケルは触れてもらうことで経験する多様な感触を知ることがなく、身体のさまざまな部位のダイナミックな関係性を経験する機会もありませんでした。動きやタッチがもたらす無数のバリエーションの感覚が欠けているために、脳は自分の身体と動きの地図を描くことができなかったのでしょう。早期のランダムな動きや感覚を制限されたために、彼は脚や背中や骨盤があることすらほとんどわかっていない可能性がありました。

私は、乳児期に長期間そのような状態でいることを想像してみました。マイケルの脳は、通常の動きのバリエーションや、自分の身体を感じ、発見し、できることを見つけるチャンスを奪われていました。自分とまわりの世界を理解していくために必要な情報が欠けています。くり返し経験してきたのは、コルセットがもたらす動きの制限だったはずです。脳は、その制限された経験にもとづいて地図を描き、架空のコルセットをつくってしまいました。だから、コルセットを外しても、脳には情報が入らないのでしょう。異なる動きをするのに必要な情報が脳に欠けているため、まるでコルセットに覆われているかのような行動をとりつづけるのです。

マイケルに必要なのは、経験できなかった動きのバリエーションのはずです。私は、ハイハイなどの月齢相応の動きをさせるのではなく、欠けてしまった動きをつくりだすことにしました。

まず、コルセットのためにできなかった動きをとても小さく、やさしく、脚・骨盤・肋骨・腰・背・肩に与えました。彼の脳に、身体の存在と、その身体がさまざまに動くのだということを伝えようとしました。最初、身体は固く、反応がありませんでした。私がまだマイケルの脳につながっていないので、彼は私の手の動きについてくることができません。架空のコルセットがまだ存在しているのです。

〝快適でない動きを子どもに与えないよう注意します〟

レッスンを行なうとき、私は、快適でない動きを子どもに与えないように注意します。このときは、コルセットがまだついているかのように、とても小さな動きを与えました。脳が目覚めるのを助けるようにごく小さな動きのバリエーションを続けていたところ、臨界点に達したかのように、ぱっとマイケルの顔が明るくなりました。彼は穏やかな、小さな動きのバリエーションに気づき、注意を向けていました。すると、コルセットが融けて消えたように身体がほぐれ、動きはじめたのです。

初めて「動くこと」を知ったマイケル

初回のレッスン開始から二十分が経ったころ、マイケルの腰に躍動を感じました。脳と腰がつながり、そこから頭、肩、腕、骨盤、脚と足……全身のあらゆる部位に新しいつながりが生まれはじめました。そこで私は、マイケルが脳と身体の新しい結びつきを意図をもつ明確な動きに統合できるかどうかを確認することにしました。彼が注意を向けながら気持ちよく私と「ダンス」できるように、慎重にからだを転がして側臥位《そくがい》(横向きに寝ている状態)にしてから骨盤を持ち上げ、両膝を曲げて胴の下に入れました。

数秒後、マイケルは両肩と頭を持ち上げ、両腕を伸ばしました。自分から四つんばいになったのです。つぎの展開が読めなかった私は、見守ることにしました。

マイケルは四つんばいのまま、じっとしています。初めてのことなのでつぎにどう動けるかがわからないのでしょう。四つんばいがしっかりとできていたので、私は彼の背をとてもやさしく、前後にわずかに動かしてみました。このようにすると、体重が膝と手のあいだを行き来するのを感じることができます。

これが、マイケルにとって必要なことのすべてでした。数秒後、彼は片手を前に出し、つぎに反対の膝を持ち上げて前に進め、今度は反対の手を前に出し、反対の膝を前に進めました。架空のコルセットから抜けだし、自分でハイハイをしたのです。

私の与える小さな動きからさまざまなバリエーションを体験し、「違い」を認識するあ

"変化はかならず子どもの内側から起こります"

いだ、マイケルの脳の中では数十億のニューロンが感覚を処理し、新しい回路をつなぎ、高度に組織されたパターンを形成し、さらなる動きと能力の地図をつくっていました。子どもの脳は、第三者の目に変化が明らかになるまえに、恐るべきスピードで変わっています。変化はかならず子どもの内側から起こります。特別な支援が必要な子どもはバリエーションをあまり経験できず、脳の中に架空のコルセットをつくってしまいます。バリエーションの欠如が脳の発達を困難にするのです。

脳性まひによる筋肉の痙縮《けいしゅく》、自閉症にみられる強迫性の動きなど、子どもの「コルセット」がどのようなものであっても、バリエーションを導入すると、発達を妨げるものをとりのぞいていくことができます。

科学が教えてくれること

一九九〇年、脳科学者の研究チームが成人ラットをつぎの四つのグループに分け、異なる活動をさせるという実験を行ないました。

強制的な運動———一日あたり合計六十分間、トレッドミルに乗せられる。

自発的な運動———ケージの中に回転輪があり、運動を自発的にできる。

アクロバット———バラエティに富んだ障害物のある複雑なコースを進む。

監禁———ケージの中にいるだけで、運動の機会がほとんどない。

研究チームがラットの小脳の血管密度などを測定し、神経細胞（ニューロン）をつなぐシナプスの数を導きだしたところ、ニューロンあたりのシナプスが有意に多かったのはバリエーションを経験した「アクロバット」のグループのラットでした。

学校や職場での指導やセラピーの多くには、知らないことやできないことに全力で取り組むことが最善であるという暗黙の了解があると思います。教師や指導者はできるかぎり焦点を絞りこみ、バリエーションを最小限に抑えるものです。

メリッサ・シリング（現・ニューヨーク大学教授）は、学習に関する調査研究について、「学ぶ対象を特化するときに成果が最大になるという前提に立ったものが多い」と指摘します。シリングの研究チームは、①対象を特化しバリエーションを排除した場合、②関連するバリエーションをとりいれた場合、③無関係のバリエーションをとりいれた場合、の三つについて、学習率を調べる研究をしました。被験者が学習するのは囲碁の打ち方です。

第一のグループは囲碁だけを学びます。第二のグループは囲碁と、似たようなゲームであるオセロを同時に学びます。第三のグループは囲碁とともにクリベッジというトランプゲームを学びます。結果は、バリエーションなしの第一グループと無関係のバリエーションをとりいれた第三グループの学習率が同じだったのに対し、関連するバリエーションをとりいれた第二グループは学習が有意に速いというものでした。

“子どもがすでにできることにバリエーションをとりいれます”

この結果の解釈として考えられるのは、関連するバリエーションが、囲碁を覚えるのに役立つさまざまな経験と情報を脳に与えたというものです。これは、バリエーションをとりいれることで、すでに知っていることの「エッジ部分に差異をつくる」ということです。一方、目標の学習に焦点を絞る「特化」は、脳が新しい情報を生みだす力や学習する力を制限したと考えられます。

私がいう特化とは、まだできないことに焦点をあわせて、そのことだけを何度もくり返すことです。支援が必要な子どもにこの方法が成果を上げるのは、あと一歩で目標に届きそうなときだけで、かりに成功したとしても、その質は劣る傾向があります。この方法でハイハイができるようになったとしても、あまり上手にはできません。

また、動きをつくるのに必要な要素が未発達なのにハイハイをさせようとする方法は、効果がないばかりか、秩序だたないパターンが脳に刻まれるために逆効果ですらあります。子どもはまだ寝返りさえ打てないかもしれないのです!

ところが、すでにできることにそれと関連するバリエーションが組み合わさると、もっと高い次元でできるようになったり、まったく新しいことができるようになったりします。子どもと取り組むときは、目標とすることを習得するために必要で、たんなる反復では身につかない要素をバリエーションとしてとりいれます。すでにできることにひじょうに近いバリエーションを十分とりいれると、脳は新しい情報のなかから必要な要素を自然に利用します。これによって、子どもは一段上の独自の能力を獲得していくことができるのです。

バリエーションをつくるためのヒントと方法

これまでと少し違う方法で何かをするとき、子どもの脳には、新しい回路をつなぎ、新しいパターンをつくりだすチャンスができます。

動きのエッジ部分にやさしく働きかける

お子さんがすでにできることにバリエーションをとりいれます。何が起きているかを感じとることのできる習得ずみのことから始めると、その先を学ぶことが可能です。子どもは簡単だと感じ、無関心になったり反発したりするのではなく、参加してきます。バリエーションは身体の動きにかぎらず、あらゆる動きについてとりいれることができます。とても小さな穏やかな方法から始め、子どもの表情や声、動きの変化に注意しながら参加しているかどうかをみることが大事です。

［手の動きがぎこちない子どもに］

たとえば、手のひらサイズのおもちゃの車を乱暴にしかつかめない子どもには、まずは楽しそうに、右手で車をつかむように言います。子どもがつかんだら落とすように言い、つぎは、もっと強くつかむように言います。そして、車をつかんだ子どもの手を軽く握って「強く、きつく」と言い、「強く」と「弱く（軽く）」を何回か経験させます。

つぎのバリエーションは、両手で車をつかむこと。手のひらと五本の指をピンと伸ばした状態でつかみます。そのつぎは靴を脱ぎ、両足で車をつかみます。片足と片手でもつかみます。片手の指三本でも挑戦します。さらに立った状態、座った状態、仰向けの状態、うつぶせの状態でつかみます。最後に、右手だけで車を持つように言い、動きがスムーズになったかどうかを見ます。このとき、子どもが自分で発見し、感じられるように、声をかけないことです。

［癇癪《かんしゃく》をおこして叫ぶ子どもに］

癇癪をおこしていないときに口でいろいろな音を出すゲームをします。口から出す音をどんどん大きくしていき、限界だと思うところまで大きくします。それから、子どもにその音をやさしくするように言います。口を閉じながら、開けながら、寝転がって、転がりながら、座りながら、立ちながら、走りながら、ジャンプしながら、音を出します。そのような練習をしておき、子どもが実際に癇癪をおこしたときには、いろんな方法で叫ぶように言うのです。「もっと大きく」「もっとやさしく」「口を開けて」「閉じて」といったぐあいです。そうすればたいていの癇癪は治ります。

［いつでも、どこでも］

バリエーションは日常のほぼすべての行為にとりいれることができます。着替え、お絵かき、おむつ替え、食事、入浴。どんな活動であっても、バリエーションをとりいれると脳は差異化と複雑化を進めるので、子どもは動きを上手に制御できるようになり、知的能力が高まり、喜ぶようになります。

小さな変化を信じる

親であるあなたが反復訓練をやめることに不安をおぼえたり、すでにある能力を失うことを恐れたりして、バリエーションをとりいれることを躊躇《ちゅうちょ》するかもしれません。そのようなときは、小さな一歩から始めましょう。反復訓練をしない日を一日つくり、その日は五分から十分ほど動きのバリエーションをとりいれることを三、四回行なってみます。子どもになんらかの変化があれば、一週間、それまでの訓練をしないかわりにバリエーションを体験させます。変化が増えて子どもがどんどん喜ぶようになれば、何をするにもバリエーションをとりいれます。セラピーや訓練のときにも行なってください。

子どものリードに従う

動きが自由になってくると、子どもは自分から身体の動きや発想、考え方、感情表現、人との関わり方などにバリエーションをつけるようになります。そのようなときは、いっしょにダンスを踊るような気持ちで、柔軟に、バリエーション豊かに対応します。

ふだんは引っこみ思案の子どもが急に楽しそうに声を上げ、手で床を叩いたなら、仲間に加わって真似をします。声のトーンを上げ、手でやさしく床を叩きます。あなたが参加すれば、子どもは味方を得たということで、これもまたバリエーションになります。

子どものリードに従うもうひとつの方法は、子どもがしていることを言葉にすることです。「腕が上がっているね。上に、上に、空に向かって。今度は下に、下に。おや、お尻に着地！」といったぐあいです。こうすべきという観点から子どもを直すのではなく、子どものすることに関心を向けてください。

間違いを活用する

子どもが何かを間違った方法でしても、修正しないことです。そう、修正はしません（もちろん、その行動が本人や周囲に危険をおよぼすときは、直ちにやめさせること）。あなたの目には間違いが明らかであっても、本人は気づいていないことが多いのです！

間違いを修正しないとは、間違いをなかったことにするという意味ではなく、バリエーションをとりいれるきっかけにするということです。子どもの間違いは、バリエーションを体験するための贈り物です。子どもが間違いをしたら、その間違いに変化をつけてみましょう。そのようにすると、その子どもは自分が何をしたかに気づき、その行為をもっと自由に、もっと上手にできるようになっていきます。

変化とバリエーションに慣れる

バリエーションをつけるのが難しい子どもの場合、本人の内部からバリエーションを生みだすように、また、外部からのバリエーションについてはうまく統合できるように、その子の脳を手助けすることが大切です。脳にとってのバリエーションは、目にとっての光といえます。光がなければ目は見えません。バリエーションがなければ、脳は上手に学んで行動を組み立てることができません。

自閉症スペクトラムの子どもはバリエーションが苦手で、予期しない変化やバリエーションに拒絶反応を示すことがあります。この子どもたちは、脳が強迫性や反復性のパターンにはまりこんでいるかのようで、行動を変えることが容易ではありません。このような脳の硬さは、程度の差はあれ、特別な支援を必要とするたいていの子どもにみられます。感情面・認知面・身体面のどれかに強迫性の動きがあれば、その子が上手にできることに関わるバリエーションをとりいれることが大切です。そこからバリエーションを受け入れ、活用していける可能性が高まります。

いちばん簡単なのは、身体の動きから始めることです。子どもがすでにできる好きな動きのなかから、本人にとってもっとも心地よく、楽にできそうなものを選びます。

お子さんが手を叩くのが好きなら、たとえ衝動的に叩くのだとしても、そこから始めるのがよいでしょう。子どもの真似をして、いっしょに手を叩きます。叩くテンポにバリエーションをつけたり、ひとつおきにいっしょに叩いたり、子どもの右手をとって自分の右手と合わせて叩いたりします。子どもが裸足なら、その足を持ち上げて手と合わせます。

すべてが脳にとってのバリエーションです。子どもがうまく手を叩けるようになるためではなく、バリエーションをとりいれ、脳が違いを認識し、変化に対して慣れるチャンスをつくるのです。子どもが抵抗を示したり、動きをいやがったりするときは続けずに、本人が興味をもてるバリエーションをとりいれるチャンスを探してください。

違いを発見する

学習が困難な子どものなかには、知性が足りないのではなく、脳が能力を獲得するのに必要な「違い」を認識できていない場合があります。バリエーションは、ほかの人には明らかな見え方、聞こえ方、感じ方の差異を子どもの脳が知ることを助けてくれるものです。

読むことが難しく、文字を構成するパーツを識別できていない子どもがいます。そのような子どもはアルファベットのpとq、WとMなどの字形の違いを認識していなかったり、線を右から左へ書くことと、左から右へ書くことの違いをまだ認識していなかったりします。そのような場合には、アルファベットを覚えさせようとするのではなく、棒線、点、波線という三つの形を教えます。

「ぼうせん」「てん」「なみせん」と声に出しながら、紙にゆっくりそれぞれの形を描きます。そのあと、同じ形を子どもの手の甲に指で描き、やはり描きながら「ぼうせん」「てん」「なみせん」と言います。つぎにその子を寝転ばせ、目をつむらせます。同じように指を使ってそれぞれの形を描くのですが、三つの順序を入れ替えながら、腕や顔、おなか、背中に描き、それぞれどの形を描いたかを当てさせます。方向にもバリエーションをつけます。波線を上から下に、下から上に、棒線を水平に、垂直に、ななめに描きます。身体に描かれた形を言いあてられるようになった子どもは、紙の上でも同じ形を認識でき、書けるようになります。

この三つの形の組み合わせで、すべてのアルファベットを書くことができます。棒線は1、波線

文字を肌から学ぶ
――「てん」「ぼうせん」「なみせん」を識別できると、アルファベットがわかる

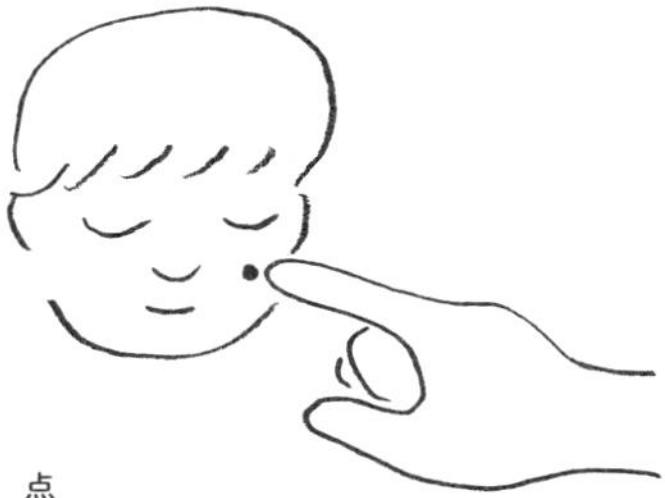

点
指先でほおにタッチし、すぐに離します。

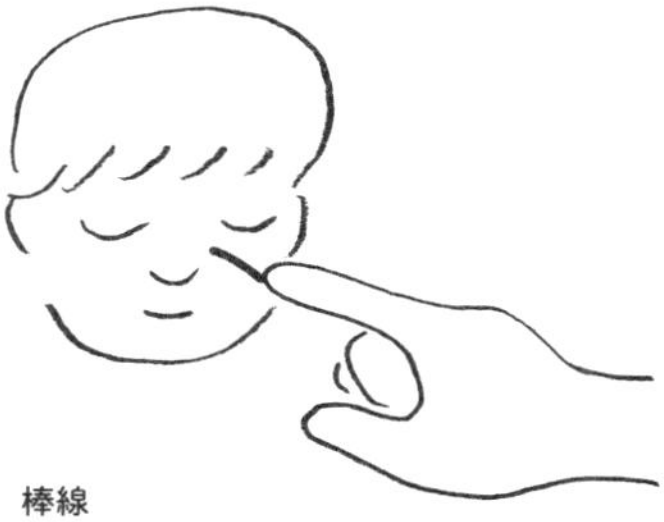

棒線
軽く、ゆっくりと直線を書き、「点かな？ それとも、まっすぐな線かな？」と尋ねます。

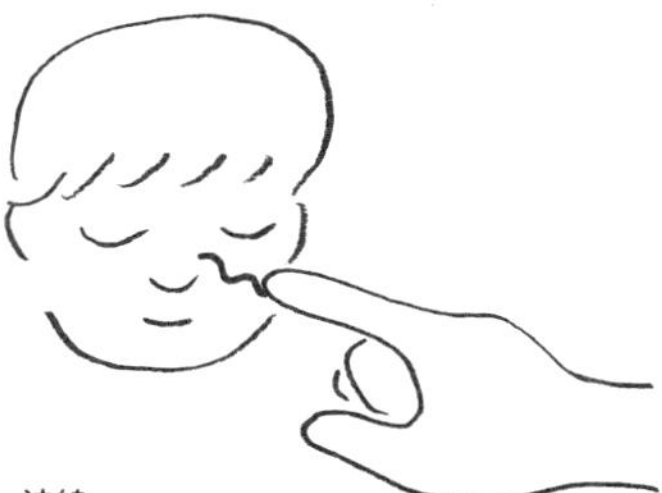

波線
軽く、ゆっくりと波線を書き、「点かな？ まっすぐな線かな？ それとも波線かな？」と尋ねます。

はaやu。ななめの棒線四本だとW。垂直の棒線二本に斜めの棒線二本だとM。さらに、全身を使って文字をつくる遊びもとりいれます。まっすぐに立ったり、波線のように床に丸まって寝そべったりします。まっすぐ歩いて棒線をつくり、その場でジャンプして点をつくったりもします。このようなバリエーションは、読み書きを行なうのに必要な「違い」を脳に提供してくれます。

バリエーションをとりいれると、子どもの脳は「違い」を認識し、その情報から何か新しいものを生みだそうとします。これこそが、変化が起きるためには必要なことなのです。バリエーションがもたらす自由と楽しさを一度味わった子どもはうれしくなり、もっと積極的に学ぶようになるものです。

4つめの大事なこと

「微かな力」

やさしさほど強いものはない
真の強さほどやさしいものはない
――聖フランシスコ・サレジオ（カトリック司教）

前章まで、「違い」を知る脳の力を高めることが大切であることをお話ししてきました。微細な違いを知ることのできるこの力こそが、正確で洗練された行動を組み立て、限界を乗り越えていくための新しい情報をもたらしてくれます。これは、子どもが身体の動かし方を学ぶときにも、知的な能力を高めるときにも、情緒を豊かにしていくときにも当てはまります。子どもを手助けする一番よい方法は、何をするときにも、違いを感知する子どもの力を高めることです。そこで登場するのが「微《かす》かさ」(Subtlety)[*]。

子どもへの働きかけや子ども自身の行動が繊細で穏やかであればあるほど、子どもの脳は多くの違い（差異）を知り、課題に対処していく素晴らしい方法を生みだせるようになります。

*本書ではsubtletyを「微か」「微細」「繊細」と訳します。

強い刺激は感覚を鈍らせる

パーティ会場の人混みで友人と話をしようとし、たがいの声が聞こえないので外に出たという経験はありませんか？　そのとき、外に出てからも自分たちの声が大きいことに気づき、声のトーンを落としたのではないでしょうか。私たちのふだんの声は、大声と比べるとはるかに柔らかく、さまざまなトーンを含み、微妙なニュアンスを表現するものです。静かな環境では言葉のやりとりを楽しむことができます。

いまから百年以上前、精神生理学者のエルンスト・ウェーバーは、刺激に対する人の感覚は、背景の刺激の強さが大きくなればなるほど鈍くなることを発見しました。いわゆるウェーバーの法則です。先の例では、友人の声に対する感覚は、会場が騒がしくなればなるほど鈍くなります。また、人混みのなかでは相手に聞こえるように声を張り上げるため、微細なニュアンスや反応をこめて会話をするのは困難です。

ウェーバーの法則は、私たちの他の感覚についても当てはまります。太陽の光が燦燦《さんさん》と降りそそぐ戸外に立っていると、真横で懐中電灯が点灯しても気づきません。太陽光という、より強い刺激のために、懐中電灯に対する感覚が鈍るからです。ところが、暗闇で懐中電灯を点けると直ちに気づきます。カップの紅茶に砂糖が五杯入っていれば、もう一杯加わっても気づきません。

重さ一キロほどの本を手に持ち、そこにペンを一本乗せると、ペンの重さが加わったこ

"本人や周囲の過剰な力を減らすことが、発達に必要な状況を整えることになります"

とに気づくでしょうか？　本を支えている筋肉や関節からの感覚が強すぎるため、ペンのわずかな重さには気づかないはずです。ところが、便箋が数枚入った封筒の上にペンを置くと、脳はペンの重さに気づくのです。この原理を私に教えてくれたのはフェルデンクライス博士でした。

私たちが働きかける力や、子ども自身が出す力が過剰だと、その子どもは能力を向上させるために必要なニュアンスを感じとることが難しくなります。これは、身体・認知・感情・社会的スキルのいずれについても当てはまります。ある行為に必要な最低限度を超える力は、子どもの進歩を妨げます。過剰な力や無駄な努力を減らすことで、子どもが心地よく楽に感じながら「微かな違い」を感じとることのできる状況を整えます。そのような状況が整えば整うほど、脳は変化することができ、子どもは能力を高めていきます。

ボールのように硬く丸まってしまうリリー

リリーと初めて会ったのは、彼女が三歳のときです。たいへん未熟な状態で生まれ、重度の脳性まひを負っていたリリーは身体が小さく、一歳といっても通用するほどでした。彼女が母親や妹とやりとりする様子は乳児のようで、のちに母親から聞いたところでは、生後五か月ていどの発達段階だと判定されたということでした。

リリーは筋肉の緊張が激しく、つねに肘をきつく折り曲げ、握りこぶしをつくっていました。両脚は膝が少し曲がった状態で交差しています。腹筋がつねに収縮しているために背は曲がり、自分の体重を支えることができません。自発的な動きがなく、寝返りを打つことも、うつぶせでいることもできません。うつぶせにすると身体を丸め、苦しそうにします。座らせるとたいへんな力を出してなんとか座るものの、背中はすっかり丸まり、数秒もすると転がってしまいます。腕や手を使うことはできません。声は小さく不明瞭で、何を言っているか理解するのは困難でした。

しかし、そのような状態でも、私にはリリーがしっかり目覚めて神経を研ぎ澄ましていることがわかりました。大きな茶色の目で、興味深そうに周囲の様子を追っていたからです。

リリーを仰向けにレッスン台に寝かせましたが、その姿勢でも筋肉は収縮したままで、両脚は曲がり、台からやや浮いています。肘は折れ曲がってぴったり身体に引き寄せられ、腹筋も硬いままです。脳が、どのように力をぬけばよいのかをわからないのです。

左脚をやさしく持ち上げ、できるかぎり小さく動かそうとした瞬間、収縮していた筋肉がさらに強く縮み、リリーはボールのように丸まりました。私は手を止め、彼女が落ち着くのを待ちました。つぎに骨盤を、やはりできるかぎり小さく、とてもゆっくり動かそうとしましたが、今度も強く筋肉が縮みました。速度を思いきり落とし、安心できるように話しかけながら、とても小さく、わずかに動かしてみても、筋肉は硬くなりました。私が動かそうとするたびに、彼女の脳は、身体をボールのように丸めるという未分化で強力な初期の動きのパターンに乗っとられるかのようでした。

十分ほどそのようにしていると、ある考えがひらめきました。ボールのように身体を丸めるのは脳性まひの影響だけではなく、学習したパターンだからではないか、と思ったのです。リリーはどう見ても動きたがっていました。彼女は彼女なりの方法で動こうとしているのに違いありません。

リリーは二年近く、うつぶせにされ、座らされるという訓練を受けていました。訓練では握りこぶしを開かせようとしたり、立たせようとすることさえあったそうです。そのようなとき唯一リリーの脳にできたことは、強く収縮することで、そのため身体は丸まりました。自分から動こうとするとき、また、自分を動かそうとするあらゆる働きかけに対し、彼女の脳は、収縮するというパターンを結びつけることを学習したはずです。

なまけものごっこ——過剰な力をぬいて

筋肉を収縮させるときの激しい力が悪循環を招いていました。激しい力を出しているため、リリーはどんな「違い」も感知することができず、脳に動きを学ぶために必要な新しい情報が入ってこないのでしょう。

リリーが動くことを学ぶためには、動こうとするときの過剰な努力を減らさなければなりません。そのとき私は、リリーに必要なのは、動こうとしないことを学ぶ方法なのだとひらめきました。リリーは筋肉を収縮させるとき、させないときの違い、また、力をたくさん入れるとき、少しだけ入れるとき、そしてまったく入れないときの違いを感じることを学ぶ必要があるのです。

私は「なまけもの」になる方法を教えることにしました。自分の身体とその動きを感じられるように、何もしないことを学ぶのです。

「この部屋はとっても特別な場所で、『なまけものの国』といいます。『なまけものの国』なので、だれもが、とってもゆっく——り、話します。だれもが、じ——っとしてほとんど動きません」。

このように話すと、私はレッスン台に自分の頭を乗せ、リリーの横でいっしょに怠けました。リリーは大喜びです。

しばらくたってから、これから身体を動かすけれども、私たちはものすごく「なまけもの」でなければならないのだ、と話しました。そして、彼女の左脚を持ちました。その瞬間、やはり、筋肉は収縮しました。私は手を止め、おどけた調子で言いました。「なまけものじゃなくなってるよ！」。このようなやりとりをいろいろな方法でくり返しました。

その後の二回のレッスンでも、彼女に「なまけもの」になるように言いつづけました。

〃ついにリリーは
気づき、
みずから力を
ぬくことが
できたのです〃

そして、ついに、無意識に全身に力を入れたすぐあとに初めてそのことに気づき、リリーはみずから力をぬくことができたのです。すばらしい瞬間でした！「なまけものごっこ」を続けるにつれ、リリーは少しずつ、私に動かされることを受け入れていきました。生まれてはじめて、彼女は自分の身体の動きの違いを感じていたのです。

まもなくリリーは握りこぶしを開いておもちゃをつかみ、遊ぶようになりました。一週目のレッスンの終わりには、ひとりでうつぶせにも仰向けにも寝返りを打てるようになりました。彼女の脳は、微細な違いがもたらす大量の新しい情報を統合し、能力を獲得しはじめました。

リリーはその後の三年間、一、二週間の集中レッスンを何度か受けました。レッスンのたびに彼女は成長し、ひとりでハイハイし、座るようになり、腕や手を器用に使うようになりました。声に強さと表現力が加わり、はっきり話すようになりました。そして、自分を心地よく感じられるようになっていきました。

最後に会ったとき、リリーは自分の力で立つようになっていました。学校では優秀な生徒です。外では電動車イスを使用していますが、家ではほとんど使いません。両親は彼女ができるかぎり自分で身体を動かし、独立することを願っています。

「なまけものの国」の威力

リリーの場合、太陽光の下では懐中電灯の光に気づかないように、無意識の激しい筋肉の収縮が、あらゆる働きかけを感じとることを不可能にしていました。自閉症やＡＤＨＤをはじめ、私がこれまでに関わったどの子どもも、発達するためには「微かな違い」を感じとることが欠かせませんでした。リリーがそれを感じとるためには、筋肉の激しい力を弱める方法が必要でした。「なまけものの国」の住人になって、楽であること、快適であること、うれしいこと、楽しいこと、がんばらないことを体験するようにしたところ、彼女は学べるようになり、変化をとげたのです。

力や刺激を小さくすることのパワーを、あなたも利用することができます。まずは「違い」を感じとることを妨げる過剰な力、それを子どもがどのように使っているか探りあてることです。過剰な力には病状に特有のものもあれば、その子どもにしかみられないものもあります。注意欠陥障害の子どもは絵を描こうとすると、力を入れすぎてクレヨンを折ってしまうかもしれません。自閉症スペクトラムの子どもは、何を言われているか理解しようとしても、聞こえてくる声に圧倒されてしまうために叫びだし、いつもの動きをくり返すかもしれません。脳性まひの子どもは歩行器を使って歩こうとすると全身を硬直させてしまい、脚が動かなくなるかもしれません。そのようなときが、「微かさ」をとりいれるチャンスです。

“親や支援者が力をぬくと、創造的に効果的に子どもを手助けできるようになります”

まずは、あなたから

親をはじめとする支援者が子どもに注意を向けるのは当然のことです。しかし、これと同じぐらい大切なことは、支援者が自分自身に注意を向けることです。これは、微細さ・繊細さを自分の行動・思考・感情・動きにとりいれるということです。私を含めてどの支援者にも、不要な力をぬき、無駄な努力を減らす余地があります。私たちは安物のヴァイオリンではなく、豊かな音色をもつ名器、ストラディヴァリウスになるのです。

「微かな力」をとりいれると、感覚が鋭くなって感じとる力が高まるとともに、子どもを感じとる力も高まります。子どもの身体・動き・考え・気持ち、さらに子どもの人間関係や周囲の世界との関係について、より繊細な変化を感じとる力が高まるので、子どものいまの状態がわかり、何が必要かがみえてきます。「こうすべき」と考えて関わるのではなく、子どもの感じていることや体験していることにもとづきながら、本人にとって意味のある方法で子どもと関われるようになります。あなたは子どもからも自分の内側からもたくさんの情報を得るようになり、創造的・効果的に子どもを手助けできるようになります。

数字はなんのため？――ストレスと認知能力

「レッスンが身体の動きに有効なのはわかるが、知力向上の役に立つのか」という質問を受けることがあります。

認知・感情・身体はべつべつのものではありません。これらは統合された総体として違いを認識し、行為を組み立てる脳を必要としています。脳神経学者のマイケル・マーゼニックは「考えるということは、動きを組み立てることとまったく同じ脳の基本プロセスである」といいます。私はほとんどのレッスンで、認知面においても、刺激やストレス要素を減らす必要のある場面に遭遇します。

自閉症スペクトラムと診断されていたジョンは、私が赤ちゃんのころからみている子どもです。彼は小学二年生になり、算数に苦労していました。そこで、レッスンに学校の宿題を持ってきてもらいました。ジョンが問題を解く様子を見た私は、彼が数字の意味をわかっていないことに気づきました。

「数字は何のためにあると思う？」と尋ねてみると、彼は驚いた顔で「知らない」と言いました。もういちど尋ねたところ、考えたすえに「先生が質問をするためにある！」と顔を輝かせて答えたのです。「そのとおり。じゃあ、ほかのことのためにもあるかな？」と聞いてみました。すると、しばらく考えてから、「ない」と自信ありげに答えました。そこで、ジョンの誕生日が間近だったので、いっしょにお誕生日会を計画することにしました。

「最初は小さなパーティにしよう。お友だちを一人だけ呼ぶのでいいかな？」

「うん」

「だれにする?」と聞くと、「サム。いちばん仲がいいんだ」と答えます。

私は紙にジョンの絵を描き、その隣にサムを描きました。

「パーティに来てくれたお友だちに何かあげる?」「パズルとクレヨン」

「パズルはいくつあればいい?」「簡単さ。ひとつはぼく。もうひとつはサム」

ジョンは「ひとつ」を理解しています。ジョンとサムの絵の横にそれぞれパズルとクレヨンを描き、「これでいい?」と聞きました。

「うん」

「パーティにほかのお友だちも呼ぶ?」と尋ねると、ジョンは招待する子どもの名前を夢中になって言いはじめました。私は八人目でストップをかけ、「もういいんじゃないかな」と言うと、さっきとは別の紙にジョンと八人の男の子を描き、それぞれの名前を記しました。そして、最初の絵(ジョンとサムの横にそれぞれパズルとクレヨンを描いた絵)とこの絵を並べて見せました。

「大きなパーティにくるお友だちに、プレゼントは足りるかな?」と聞くと、ジョンは二枚目の絵に目を向けて九人の子どもを見てから、視線を一枚目の絵にもどし、「みんなの分はない」と答えました。

ジョンはまさに、数量の違いを認識しているところです。そこで「ママといっしょに全員分のおもちゃを買いにいかなくちゃ。どうする?」「数字は何のためにある?」と尋ねました。

数秒後、ジョンはハッとした顔で私を見ると、「お店でいくつおもちゃを買えばいいかを知るためだ！」と言ったのです。

「そう。数字は何かがいくつあるかを知るためにあるのよ。お誕生日会に何人来るか。おもちゃの車をいくつ持っているかをわかるためにあるのよ」

ジョンは自分の発見に大喜びでした。脳の扉が大きく開いたかのようで、その後しばらくはレッスンのたびに算数の問題を解こうとせがみ、ついに「算数だいすき！」と宣言したのです。算数と聞くとみじめな気分になっていたことから一八〇度の大転換でした。

ジョンを手助けするために必要だったのは、まず、彼の理解がどこにあるかを知ることでした。彼は、数字というものは先生が質問をするためにあると理解していました。そこで、算数の問題を出すのではなく、彼が数字の意味を感じることのできる方法を探しました。算数の問題を解こうとすることはジョンにとってあまりにストレスが大きく、脳が違いを認識できることではなかったのです。このストレスを弱め、彼にとって意味をもつ数量について脳が「違い」を受けとめられるチャンスをつくると、ジョンは数量と数字を結びつけることができました。彼の脳は数量や集合のパターンを識別し、これらと、数を表す言語の関係を識別していました。ストレス要素を減らすことによって、脳は混沌から秩序を生みだしたのです。

〝力を減らして
直観が
働きはじめる
ときを
観察して
ください〟

「微かな力」が直観と思考力を高める

何かがうまくいかないときは、直感的にもっと力を入れようとするものです。しかし、「微かな力」の威力を実感すると、そうではなくなります。

そこで得られるもののひとつが「直観力」です。私のいう直観力とは、脳がどのようなときも、より多くの情報を生成・統合できる力のことです。直観力が高まると、子どもが新しいことを受け入れられる状態にあるか、そうでないかがわかるようになります。直観力とは、子どもが取り組みから力を得ているか、もう十分か、あるいは、集中できなくなっているかを知る力です。

相反することのように思えるかもしれませんが、感覚を豊かにし、研ぎ澄ますことは、論理的思考をさらに高めるための大切な要素です。自分の直観が働きはじめるときを観察してください。経験を積むにつれて、論理的思考、(とりわけ専門家から)入ってくる情報、自分の感覚、そして直観を使いこなせるようになります。直観もまた、子どもを助けるうえで何が最善かを判断するときに頼りになる道具なのです。

科学が教えてくれること

先に紹介したウェーバーの法則は、よく知られた生理的現象です。これは、背景の刺激を弱くすると「違い」を感知する力が高まる理由を説明してくれています。感知される「違い」は、脳が新しいつながりをつくり、不可能を可能に変えていくための情報です。

ウェーバーの法則は、違いを認識する赤ちゃんの能力にも当てはまることが科学研究からわかっています。生後六か月の赤ちゃんは、視覚や聴覚に、それまでと比べて十分に差異が大きい働きかけを受けると、さまざまなことに気づくことができます。

ウェーバーの法則やこれに続く研究は、子どもの能力の発達を助けるためには、背景の激しい刺激を減らす方法を見つける必要があることを教えてくれます。背景からの刺激が減ると、さまざまな違いがきわだつので、脳が必要な情報を獲得するようになり、子どもは能力を高めることができるのです。

微かな力を使いこなすためのヒントと方法

お子さんの脳が「違い」（差異）をよりはっきり受けとめるのを助けるために、「微かな力」をとりいれる方法を紹介します。

無駄な力を減らす

親子で努力しているのに行きづまるときは、子どもが「違い」を十分に、あるいは、まったく感知できていないことがほとんどです。お子さんは、あなたにとっては当たりまえのことを見聞きしていなかったり、感じていなかったり、理解できていなかったりする可能性があります。感知されないかぎり、その子にとって「違い」は在在しません。「違い」を知るチャンスがなければ、子どもは学ぶことも、発達することもできません。

最初の一歩は、余分な力をぬく方法を見つけることです。

あなたが繊細に感じとり、微妙な違いを受けとめるようになることが、お子さんの脳にとっての命綱だと考えてください。あなたが不要な努力を減らすようになると、子どもの学習能力にすぐに変化がみられるはずです。

力をぬく場面を増やす

もっとも学びやすいのは、身体から余分な力をぬくことでしょう。車を運転するときにハンドルを握る腕・手・指の力を減らしてみると、かなり力を減らしても車を十分制御できることに気づくものです。同じことは皿洗いや朝の着替えにも当てはまります。ヨガやランニング、テニスなどの運動をするなら、そのときに力をぬいてみます。力をぬくと、感じられることが増え、もっと上手にできるようになることに気づくはずです。

力を減らして子どもをケアする

おむつ替えのとき、着替えのとき、抱き上げるとき、床に降ろすときなど、子どもと向きあうあらゆる場面で、使う力をどんどん減らしていきます。そのときのお子さんの反応をみてください。これと、2つめの大事なことの「ゆっくり」を組み合わせると、子どもの脳がいちだんと目覚め、変わりはじめるのがわかるでしょう。

感情表現で力をぬく

子どもと向きあうときの感情を和らげる機会を見つけます。声をやさしくし、気を楽にもち、子どもに対する期待を減らします。これは、お子さんの発達についてあきらめるとか、無関心になるという意味ではありません。感情表現をなごやかにすると、子どもにもっとよりそうことができ、子どもが自分自身とよりよく調和できるようになります。

あなたが思考や感覚、行動について、「微かな力」の手本を示すと、子どもはじかにそれを体験します。お子さんは、あなたの真似をし、自分自身に統合していくことで繊細さを学ぶのです。

力を賢く使う

「微かな力」をとりいれると、あなたはお子さんが余分な力を使っているときに気づけるようになります。余分な力を出しているときが、子どもを導くチャンスです。

快適に動くために――足の遊び

特定の動きが困難で、子どもが過剰に力を使っている場合、力を減らせるよう穏やかに導く方法を探します。身体を動かすときの力を減らすためには、体位を変えることが有効かもしれません。たとえば、歩くときに左右の脚を大きく開き、よくつまずいて転ぶ子どもは、立ったり、歩いたりするときに筋肉に余分な力が入っています。そのため、立っているときに、自分の両脚が大きく開いているか、くっついているか、腰の真下に並んでいるかの違いを感じとることができていません。余分な力が大きなノイズ（雑音）となって、関節や筋肉と脳の繊細なやりとりをじゃましていると考えてください。そのようなときは、余分な力のボリュームを下げ、わずかな違いを感じることを助けてくれる遊びをしてみましょう。

1　まず、子どもをイスに座らせます（立った状態だと転ばないように力を入れてしまいますが、座ると過剰な努力をしなくてすみ、感じとる力が高まります）。このとき、足が床につき、楽に座れるようにします。子どもが楽に座ったら、自分の足を見て、左右の足のあいだの距離を、胸の前で両手で示すように言います。その距離が正確かどうかは気にしません。つぎに、子どもの両手を思いっきり離し、「手が遠くに離れているね」と声をかけます。両手を近づけさせ、「近づいた」と声をかけたら、ひざの上に降ろすように言います。

2　つぎに、子どもに目を閉じてもらい、やさしく足をとり、左右の足のあいだを離します。子どもが不快に感じる距離にはしません（あくまでも余分な力を減らし、動きを感じられるようにするための遊びであることを忘れないでください）。「両方の足は近くにあるかな？　それとも離れているかな？」と尋ねます。回答の正否は問わず、間違っても直しません。目を閉じた子どもにただ自分の足を感じさせ、足がどこにあるかを推測させるのです。目を開けるように言い、自分の目で距離を確認させます。

3　再度、子どもに目を閉じてもらいます。右足をとって左足に近づけ、「足を動かしたのを感じた？」と尋ねます。おそらく「うん」と答えるでしょう。さらに「足はもう片方の足に近づいたかな？　それとも遠くに離れたかな？」と尋ねます。お子さんが幼くてまだ話せない場合は、質問をするのではなく、子どもに加えた動きをそのまま言葉にします。同じことをもう片方の足でも行ないます。動かすとき、足にかける力を一回ごとに弱めていきます。その後、本人に片方の足を動かすように言います。まず、力を強く入れて動かすように言い、つぎに力をあまり入れずに動かすように言ってください。

4　この遊びを五分間ほどしたら、子どもに立ってもらいます。このとき、立っている感覚が変化したかどうか、感じる時間を与えます。子どもの脳は、脚をうまく使えるように修正がされたはずです。今度は、座って行なった先ほどの動きを、立った状態で行ないます。立って行なうのが難しい場合は、ふたたび座って行ないます。

このような遊びを冒頭からあわせて十分ほど行なったら終わりにし、好きなように歩かせます。このとき、「足の距離が近くなったね」などと子どもに声をかけないことです（くわしくは次章を参照のこと）。

この遊びはさまざまな動きや状態に応用できます。脳は、余分な力が減ることで「違い」を感じられるようになり、より上手に動きを組み立てるチャンスを与えられます。何年もかかると思っていたことを脳がすばやく達成してしまうことに驚くことでしょう。

なまけものごっこ

あまりがんばらなくていいと子どもに言葉で伝え、力をぬいても大丈夫だと安心させます。なまけものごっこをするのも、新しいゲームをつくるのもいいでしょう。たとえば「いちばん遅く部屋を横切った者が勝ち」のゲームなどです。

感情を楽に――声のボリューム遊び

癇癪《かんしゃく》をおこす、頭を打ちつける、強迫性の動きをくり返すなど、お子さんが情緒面で過剰な力を使う場合には、まず、それが無意識の行動であることを理解してください。そのようなとき、子どもは「違い」を感じとることも、行動を変えることもできません。あとで落ち着いてからいっしょに座り、子どもが許せば抱きしめながら、癇癪をおこしていたときのことを話してやります。

たとえば、「あっというまに怒りだしたのを覚えてる？　あなたはテレビを見たいと言ったけど、ママはごはんだからダメと言ったのよ。とても大きな声を出していたのを覚えてる？」というように。穏やかな声で話し、非難はしません。つぎに「じゃあ、少しだけ大きな声で話そう。いい？」と尋ね、子どもが拒絶しなければ、少し大きな声で話します。お子さんにも、同じように声を少し大きくするように言います。子どもがそのようにできたら、「そう。いいわよ！」などと言い、「じゃあ、やさしい声で話そう」と声をかけます。

大きな声とやさしい声を行ったり来たりして、さまざまな声の大きさの違いを体験させます。すると、いつもの行動を無意識にしている子どもは、繊細な働きかけによって違った感覚を味わい、おきまりの感情パターンから解放されるようになっていきます。

次回、子どもが癇癪をおこしかけたときは、この「もっと大きく、もっとやさしく」のゲームを思い出してもらい、「もうちょっと声を大きくできる？」「今度はやさしく言ってみて」というように声をかけます（このとき、からかったり、声に皮肉や怒りをこめたりはしないでください）。このような働きかけは、自動モードで未分化の力まかせの感情表現をする脳が、より細やかな感覚と楽な表現をもつようになることを助けます。

「微かな力」をうまく使えるようになると、親も子も感じることが増え、脳はどんどん「違い」を認識するようになります。子どもが受けとめた「違い」は、その子がいまある限界を超えて脳を使うことができるようになるための情報です。お子さんはより鋭く知的になり、しっかりと速く学ぶようになります。それまでの葛藤が驚きと喜びに変わるはずです。

5つめの大事なこと

「内なる熱狂」

熱狂は伝染する
熱狂を伝える人になれ
——スーザン・ラビン（米国の心理セラピスト・作家）

「熱狂」（enthusiasm《エンスーズィアズム》）と聞くと、スポーツを熱烈に応援する姿が目に浮かぶでしょうか。「サッカー狂」「ゴルフ狂」といった言葉もあります。私のこの言葉の使い方は少し違います。[*]「熱狂」というものを、自分で磨くことができ、子どもを支援するときに活用できるスキルととらえてみましょう。「内なる熱狂」とは、子どものごく小さな変化の大切さを知り、変化に喜びを感じ、心のなかで祝うことです。これは、「いい子だ！」とほめることや大げさな拍手を送ることとは違います。私がお伝えしたいのは、子どものじつに小さな変化や進歩にあなたが感激し、心の内で喜びを深める力を磨くことについてです。

喜びを深める力

たとえ言葉にしなくても、あなたが心の内で熱狂すると、子どもはそれを感じとります。親子のあいだで交わされるそのような無言のやりとりを、私は何千と見てきました。心強

＊本書ではenthusiasmを「熱狂」「内なる熱狂」「心を熱くすること」「感激すること」と訳します。

いことに、近年、科学もこれを立証するようになりました。

一九九六年、イタリア・パルマ大学の神経科学者ジャコモ・リツォラッティが、サルの脳のミラー・ニューロンの活動をつきとめました。彼はのちに「ミラー・ニューロンは、私たちが推論によってだけではなくシミュレーションをすることによって、考えることではなく感じることによって、他者の心をつかみとることを可能にする」と述べています。科学ライターのサンドラ・ブレイクスリーは「人間の脳には他者の行為だけでなく、その意図、また、態度や感情がもつ社会的意味を読みとるミラー・ニューロンのシステムが複数ある」と記しています。

科学研究から読みとれるのは、あなたが心を熱くすることが子どもの脳におおいに影響するということです。あなたが喜びを深め、それを熱狂にまで高めることが、子どもが自分の変化(違い)に気づき、それを感じとることを助けます。そのとき子どもがあなたから感じる前向きの感情が、その子の脳に、「この変化は大切なので刻みこむべきだ」と伝えます。子どもはあなたの熱狂——喜びや満足感、希望的な気持ち——を感じとります。その一方で忘れてはならないのは、子どもの脳は周囲の人びとの落胆や失望、無力感、無関心といった感情も鏡のように写しとるということです。

〝科学研究から読みとれるのは、あなたが心を熱くすることが子どもの脳に影響を与えるということです〞

感激のやりとりが脳を呼び覚ます

あなたが子どものじつに小さな変化に気づき、その場で心を熱くすれば、変化を起こした考えや感覚、動きは重要なものとして、注意が向けられる最前面に引き出されます。そのとき脳は、その小さな変化を受けとめ、脳の中で起きている活動（背景のノイズ）と差異化します。どの小さな変化が、のちに重要な発達をもたらすかはわかりません。わかっていることは、子どもの脳が新しい力を獲得するためには、そのような小さな差異化が大量に必要だということです。

心の内で熱狂することも、子どもの脳が「違い」を認識することを助ける方法です。あなたの「内なる熱狂」が小さな変化を増幅させるので、子どもは「違い」に気づきやすくなるのです。あなたの感激がなければ、子どもの脳は、一見とるに足らなそうな小さな変化に気づかぬままになるかもしれません。

子どもの場合、熱狂に相当するのは興奮することです。子どもは何か新しいことをするととても興奮し、自分の脳の注意を呼び覚まします。子どもは自分の興奮を分かちあおうとするものですが、それは大人がみるとなんでもないようなことだったりします。

三歳の子どもが紙に何かを描き、母親に駆けよって「ママ、見て、見て！」と言います。母親が目にするのはただの落書きです。いや、本当にそうでしょうか？　子どもにとってみればとても新鮮で、ものすごいことなのです。これは小さいながらも、いずれ絵を描き、字を書き、建築家になるかもしれないときに必要となる能力に欠かせないパーツのひとつです。子どもが自分で感激すると、このパーツは認識され、脳に刻まれます。感激がともなわなければ、このパーツは印象に残らず、脳に変化をもたらさない可能性があります。

先日、公園を通りかかったら、ジャングルジムに逆さにぶら下がった女の子が「パパ、見て、見て！」と叫んでいる場面に遭遇しました。逆さになったことに興奮しているこの女の子は、父親に気づいてもらいたいのです。そして、父親の感激を自分も感じることで、その体験を増幅させたいのです。これは世界中の公園で日々くり広げられている光景でしょう。

重要なことは、子どもの自発的な興奮がその子の脳の注意をひき、脳に、その瞬間につながった神経回路のなかから関連するものを選択させるということです。子どもの行為に興奮が加わると、脳はそのときの神経回路を成功パターンとして選びとります。その結果、選ばれたパターンは脳にはっきりと強く刻みこまれ、将来、利用できるようになります。大人がいっしょに興奮してやると、子どものこの脳の働きが後押しされるのです。

ジェイコブを進歩させたもの

ジェイコブは出生時に脳を損傷したために、心身の発育に遅れがありました。私が出会ったとき、二歳だった彼は寝返りを打つことも、うつぶせでいることもできませんでした。

目は焦点があわず、座ることも、話すこともできません。それでも彼は私とのレッスンを喜んでくれたようで、よく集中し、すばやく反応しました。数回のレッスンで背中がいくらか動くようになり、頭を以前より上手に持ち上げるようになりました。周囲にもよく気づくようになりました。しかし、このような彼の変化は、同じ歳の子どもが走りまわり、遊び、話し、自己主張をするようになっていることと比べれば、小さなものでした。

私は子どものレッスンには、父母の少なくともどちらかに同席してもらいます。ジェイコブの父親のトムは、息子に心をあわせ、どんな小さな変化をも喜びました。トムにとっては、ごくささいなものでも変化がみられるということは、息子に知性があり、希望があることの証でした。注意深くレッスンを見守るトムからは、息子に対する関心と愛情の深さがひしひしと伝わってきました。レッスンが終わるたび、トムは自分が観察した変化について感激しながら話してくれました。

母親のジャッキーも息子を心から愛していましたが、彼女の姿勢はトムとはかなり違いました。ジャッキーにはつねに息子の課題がみえていました。息子が変化をみせても喜びや希望や安堵は感じないようで、どうみても感激してはいませんでした。私がジェイコブの変化を説明しても、小さな変化は理想の姿までには先が長いことを彼女に知らしめるだけで、かえって失望感が大きくなったのです。小さな変化がもつ意味ではなく、息子の限界だけをみているジャッキーがどのように感じているかは、私にもわかりました。

レッスンを重ねるうち、私は父親のトムが同席するときはジェイコブの進歩が速いことに気づきました。トムが心の内で変化に喜びを感じていることがジェイコブを高揚させ、レッスンに対する感度を高めているかのようでした。ところが、母親のジャッキーが同席するときは正反対でした。私は、ジェイコブの脳を濡れたコンクリートの上で引きずっているように感じたのです。ジェイコブは委縮し、反応は鈍く、心身を閉ざしていました。

当初、私は自分の感じ方を疑いました。しかし、まもなく、親が心を熱くすることが子どもに飛躍をもたらす決定的な要素となりうることを否定できなくなりました。そこで、気づいたことをふたりに話しました。ジャッキーは、自分に感激する心がなかったことが息子の進歩に影響を与えたと知って動揺しましたが、「学べることでしょうか？」と聞いてきました。もちろん、学べます。そこで、レッスンにはできるだけトムがつきそい、その間、ジャッキーは息子の小さな変化に心を向けられるように、感激する力を磨くことにしました。

ジャッキーが変わると、息子のジェイコブはすぐに前向きな反応をみせるようになりました。それだけでなく、息子の進歩を心から喜ぶようになったジャッキー自身が、幸せになっていきました。

拍手はしないで

感激すること、熱狂することをいわゆる「正の強化」と混同しないことは大切です。正の強化とは、子どもに何かをさせたり、やめさせたりしたいときに、その子をおだてたり、熱烈に拍手をしたり、褒美を与えたりすることです。

たいていの親は子どもが学ぶのを励まそうとして、意識的に、あるいは無意識のうちに正の強化を行ないます。ほめられた子どもが力をもらい、前向きな気持ちになることはよくあります。ですが、私の言う「内なる熱狂」は、このような正の強化とは正反対のものです。

私は親に、子どもが何かを始めているときは、手を叩いたり、おおげさに驚いたりしないようにと言っています。そうではなく、子どもが以前からその行為をしているかのように、なにごともなかったように対応してほしいと伝えています。そして、親には、心のなかで喜びや感激といった感情を静かに深く感じることを勧めています。変化や達成感を子ども自身に感じとってほしいからです。

拍手や褒美は子どもの注意をいま進行中のプロセスからそらすことになります。子どもが私たちの感情や反応に気をとられるようにはしたくありません。子どもが何かを初めて達成したときに、それを外から強化することもしたくありません。そのようなときは、自分の感覚や体験にじっくりひたれるようにすることがきわめて大切です。

〝子どもの変化を喜ぶことは、おだてや拍手による「正の強化」とは正反対のものです〟

体験そのものが能力を強化します。特別な支援が必要な子どもの場合はなおのこと、自分を感じとり、自分で発見するというプロセスにじっくりひたる時間が必要です。なにも親に感情を押し殺せと言っているわけではありません。子どもが自分の体験を味わうあいだ、親にできる最善の支援は心の内で感激することだと理解してください。最終的にどう動き、考え、振る舞うかを決めるのは子どもの脳です。子ども自身が感じ、違いを知り、進行中の体験に気づき、集中してほしいのです。まったく初めてのことを子どもが体験しているとき、つぎの瞬間に何が起きるかはだれにもわかりません。親が心の内で熱狂すると、子どものなかで進行しているプロセスが後押しされ、子どもは自分で発見をしていくことができます。

「もう一度やって」と言わない

子どもが初めて何かをしたとき、「もう一度やって」とリクエストすることも、本人の注意をそらせます。

たしかに、子どもが初めて何かをするときは、見ていてワクワクするものです。私たちは、目撃したことが本物かどうかを確認したくて、子どもがもう一度同じ動作をすることを期待するのでしょう。でも、初めて「ママ」と言ったり、立ったりしたとき、子どもはそうしようと意図したわけではないのです。自分が何をしたかにさえ気づいていない場合がほとんどです。このことを大多数の大人は認識していません。

最初に何かをしたときというのは、間違ってそうなった場合が多いものです。そうとは意図せずに脳がさまざまな動きのパーツを組み合わせた結果、偶然、新しい成果がもたらされたといえます。何かを初めてしたとき、子どもは身体の内でそれを体験しますが、それが何だったのか、どうすればもう一度同じことができるかを外からの視点ではわかっていません。このとき子どもに必要なのは、自分の内側に集中し、体験を統合することです。「もう一度やって」と言われた子どもはたいていの場合、どのようにすればよいかわからず、失敗します。よかれと思ってもう一度とリクエストすると、脳が新しい能力を統合することを妨げる恐れがあります。

私のこれまでの観察では、子どもが初めて立ち上がるといった動作をしたあと、もう一度同じ動作をするのは、一分後のこともあれば、一時間後のことも、一日後のことも、一週間後のこともあります。しばらくたって新しい能力が成熟すると、いつでもその動作をできるようになります。もうひとつ私が観察してきたのは、新しくできるようになったことを再現するようプレッシャーがかかると、しばしばその能力が子どもから消えてしまうということです。プレッシャーがかかると、つながったばかりのまだ弱い回路は活動を潜め、子どもがもう一度同じ動作をすることは難しくなります。

〃初めて何かをできたとき、子どもに必要なのは自分の内側に集中して体験を統合することです〃

心の内で喜びをかみしめる

数年前のことです。レッスン室から廊下に出た私の目に、ジェフリーの両親の姿が飛びこんできました。ふたりはまるで背中に定規が入っているかのように背筋をピンと伸ばし、息を詰め、固まった表情でイスに座っています。夫妻の息子のジェフリーは、私の同僚とのレッスンを終えたばかりのはずでした。

私は弾んだ声でハローとあいさつをしましたが、返事がありません。いったいどうしたのかと聞くと、父親が黙って廊下の先を指さしました。そこには四歳になるかならないかのジェフリーが、歩行器を使わずに自分の力で歩いていました。

母親は「興奮したり、息子に声をかけたりしないようにと言われているのです」と言いました。私は、そのとおりなのだが、このすばらしい瞬間をリラックスして喜ぶことは問題ないと伝えました。

翌日、レッスンにつきそってきた両親に、前日の続きを聞いてみました。あのあとジェフリーはホテルに戻っても部屋には入らず、ロビーを歩きたいと言ったそうです。そこで息子のしたいようにさせたところ、彼は興奮して歩きつづけただけでなく、進行中の自分の体験をほかの人に見てもらい、興奮を分かちあおうとしたとのことでした。

レッスンを開始したころ、ジェフリーは心配になるほど引っこみ思案で自分を抑えた子どもでした。ところが、その日はロビーにいる見ず知らずの人の前に歩いていき、「こんにちは。ぼくはジェフリーといいます。生まれてはじめて、ひとりで歩いています」とあいさつをしてまわったというのです。これを夕食の時間まで何時間も続けたということでした。

ジェフリーは、だれかに機嫌をとってもらわなくても、拍手をしてもらわなくても、歩きました。両親は、息子がこの新しい能力を十分に味わい、心ゆくまで喜びを表すことができるように様子を見守りました。注目してほしいのは、ジェフリーが歩いて自己紹介をしてまわるという方法で、みずから、新しく獲得した能力への感激を増幅させたことです。必要だった褒美は歩くというまさに自分で獲得した能力だけで、彼は自発的に新しい能力を強化しました。この間、両親は近くに座り、心の内で喜びをかみしめていました。ふたりは息子が歩く様子を五時間にわたって見守り、一年半をかけてようやくたどり着いた大きな飛躍を堪能したのです。

科学が教えてくれること

顔の表情が周囲の人たちにどう伝わり、どう影響するかを調べた実験がいくつもあります。だれかのおびえた表情は原始的な脳のアミグダラにすばやく伝わり、私たちに危険を知らせ、注意を呼びかけます。実験では、見えないようにおびえた表情をつくっただけでも、被験者に警戒感や不安感が伝わり、そのアミグダラが警戒警報を発令することがわか

〃子どもは親や支援者の感情や心の動きを受けとっています〃

っています。感情がどのように伝わるかを知れば、親の「内なる熱狂」が子どもにとってきわめて重要な理由は明らかです。

何かをうまく行なうときに私たちが覚える感激や自然な興奮は、脳の注意を、している行為に向けさせ、そのときつながった神経回路を脳が選択し、強化するようにします。親が感激することで子どもに与える高揚感は、子どもの脳を「やる気」にさせ、脳の情報処理を調整します。脳内で生成されるドーパミン（快楽ホルモン）のような化学物質は神経細胞のシナプス（接合部）のやりとりをうながし、身体のさまざまな部位の動きの制御に関わる神経回路を強化します。

失敗をくり返すときに感じる不安やストレスは、もっとも基本的な活動を学んで行なう能力さえも損ねるという、致命的な影響力をもっています。そのような感情はストレス症状として現れます。コルチゾール値が上昇し、その状態が長引けば、学習と記憶に関連する海馬の神経細胞が破壊されかねません。海馬のコルチゾール値が短時間上昇するだけでも、心に残る出来事のなかの重要な要素とそうでない要素を区別する能力が損なわれることがあります。乳幼児が長期間ストレスを体験するとコルチゾールの働きが過剰になり、シナプスが減るだけでなく、海馬の細胞が死滅することさえあります。すると、自己抑制力、記憶力、前向きな気分、その他の機能が失われます。そのようなマイナスの変化が起きたときは、その後の対応によって、あるていど改善することはできます。

子どもが親や支援者の感情を身につけるということを事実として受け入れ、忘れずにいることがとても大切です。子どもは関わってくれる人の心の動きを感じています。それが子どもの脳に影響を与え、学びのスイッチが入るかどうかや、その子の発達する力を左右するのです。

心を熱くするためのヒントと方法

初めて言葉を発する、初めて一歩を踏みだすといった明らかな進歩がみられたときだけでなく、子どもの小さな変化に心を熱くする機会を見つけましょう。大きな発達指標に達するまでには、どの子どもも小さな、とるに足りないと思えるような変化をたくさんとげています。

子どもに特別な支援が必要な場合には、いちだんと特別な親になる必要があります。お子さんは、あなたがとても小さな変化や違いに気づき、その大切さを知り、感じとることを求めています。小さなことを鋭く観察し、子どもの変化に感激できるようになりましょう。

あなたは、お子さんがこれまでと違う新しいことをしたと気づくまでに、どれだけの証拠が必要でしょうか？　必要とする証拠が少なければ少ないほど、子どもを力づけることができるものです。

観察する

最初は子どもの日常を観察してください。頬の色が赤いことや、特定の活動をするときに瞳が輝き、注意力が鋭くなっていることに気づくかもしれません。「9つの大事なこと」のどれかを実践しているとき、子どもの動きがスムーズになることに気づくかもしれません。子どもの動きが以前より速くなったり、遅くなったり、ぎくしゃくしたりすれば、気にとめてください。お子さんが動きを止めてじっとほかの子どもを見つめたのをみて、生まれてはじめてほかの子に関心を示したことに気づくかもしれません。そのようなとき、お子さんの脳の中では変化が起きていて、その小さな変化が、とても大きな変化に発展する可能性があると認識してください。一つひとつの小さな変化が、まさに、あなたが心を熱くするチャンスです。

この時点では、変化を認識し、それが子どもの発達に重要なものになりうると知るにとどめ、何かをしようとはしないでください。

記録する

心の内で熱狂することに慣れてきたら、観察したことを頭のなかで言語化するといいでしょう。「息子はいま、ふり返り、初めて妹をじっくり見た」「座っているときに骨盤を支えてやると、いつもは硬い右腕が柔らかくなる」「つぎの活動に移ると、激しい癇癪《かんしゃく》が和らぎ、早く気をとりなおす」などと、記憶しても、ノートに書きとめてもいいと思います。気づいたことを言葉で描写することで、子どもの変化をより明確にとらえることができます。

短期間にどれほど多くを見聞きし、感じ、気づいたか、さらには、それに対して自分がどれほど感激できるかに驚くはずです。チャンスを見つけては変化を観察し、言語化する練習をしてください。お子さんの変化に気づくために必要な証拠が少なければ少ないほど、うまくいっているということです。自分が上達したことに気づいたら、さらに一日か二日続け、つぎのヒントに移ってください。

感情を切り替え、熱狂を生みだす

子どもの小さな変化に気づき、その一つひとつを発達の小さな道しるべと受けとめられるようになったら、自分から心を熱くすることができます。感激することが難しいと思えるときも、その瞬間のあなたの感じ方を変えることはできます。以下は、心の内で熱狂するスキルを磨くための四つのステップです。

1　感激することを阻止するものが何かを知ります——それは、子どもにかけるあなたの期待と現状との落差かもしれません。子どもに下された診断と将来の見通しかもしれません。お子さんが重い課題を抱えていることがまぎれもない事実であっても、発達のためにはあなたが小さな一歩一歩によりそうことが大切なのです。

2　感激したときを思い出します——後ろ向きの考えや感情を否定するのではなく、心が躍り、力がわき、満足感を覚えたときのことを思い出してください。オレンジのいい香りや春の訪れを感じたことなど、日々のささいな出来事でもいいのです。そのとき味わった感覚――ぬくもり・景色・音・感触・匂い・味など――を再現し、その感覚とそのときの気分をふくらませ、五秒から二十秒ほど、どっぷりひたってみてください。そのような感覚に集中すると脳内のドーパミンが増加し、神経細胞がつながって記憶が強化されるので、同じ感覚を再現しやすくなります。これを意識的に行なえば行なうほど、前向きな記憶が蓄えられ、熱狂するための「筋肉」が鍛えられていきます。

3　日常の体験を飛躍させます――皿を洗う、洗濯物をたたむなどの家事を始めるまえに、感激したときの記憶を呼びだし、存分に味わいます。その記憶にまつわる満足感・喜び・安心感・希望・好奇心・感謝の念など、前向きな気分を感じてください。そのような気分に数秒間ひたったら、いつもの家事を始めてください。感激が醒めたら手を止め、もういちど気分を再現してから家事を再開します。これを一回につき二、三分、一日三回（お好みならもっと）、あまり好きでない家事をするときにも、好きな活動をするときにも行ないます。厳しい条件の下でも感激を生みだせることに驚くと思います。

4　感激を子どもにとりいれます――意識的に感激できるようになったら、子どものごく小さな変化に気づいたときに活用しましょう。感激はあなたが心の内で経験するものですが、そのあなたの変化に対するお子さんの反応に注意してください。最初は、喜んだり、表現が豊かになったり、元気になったりすることが多いと思います。「9つの大事なこと」を実践しながら小さな変化に感激することを続けていると、これまでに知らない、驚くような方法でお子さんが変化するのを目の当たりにすることでしょう。

現実に打ちのめされ、感激する心を失うことがあったとしても、熱狂する能力はいつでも呼び覚ますことができます。さまざまな感覚を呼び起こし、強めることは、脳の神経細胞のつながりを実際に変化させていくことがわかっています。

自分がリーダーになる

子どもに一番よいものを与えたいと願う親は、わが子に安心材料を求めることがよくありますが、そうしてはいけません。あなたがリーダーであってください。子どもは何かをうまくできると、気分をよくし、希望を感じます。あなたの期待に応えられなければ、とまどい、自信をなくし、おどします。子どもは親の不安や失望を感じとり、「自分はどうかしている」と思ってしまうのです。ところが、あなたがリーダーシップをとると、この流れを変えることができます。波間に漂う木の葉のように子どもの日々の挑戦に一喜一憂するのではなく、子どものためにビジョンを描き、心を熱くすることができます。

偉大な指導者や教師の能力のひとつが、みずからを「器」とし、他者のために熱狂を生みだせることです。パートナー、祖父母、友人、見知らぬ人との関係において、あなたがリーダーシップをとるのです。子どもの担任やセラピスト、医師に対してもリーダーシップをとりましょう。アドバイスを無視するという意味ではありません。専門家は、子どもの健康や発達についてひじょうに重要で、ときに決定的な知識をもっています。けれども、あなたには、お子さんがたとえ課題を満足にこなせないときでも成長し、向上を続けている人間であることが見えてくるはずです。その地平にたどり着く唯一の方法は、子どもの脳と心が成長できるように力を与えながら前進することだと覚えておいてください。

内なる熱狂、寛容さ、人智を超えた性質

英語のenthusiasm《エンスーズィアズム》（熱狂）の語源であるギリシャ語のenthousiaは、「神々に息を吹きこまれた」「神々を内に宿す」という意味です。人が成長し、進歩する過程は奇跡的です。どれほど賢く、知識や技術をもっていたとしても、人間にわかることは未知の世界のほんの一部分にすぎません。子どもが何かの方法を見つけだし、それを実行するということは、それがどんなに小さなことであったとしても奇跡的なことなのです。

あなたの熱狂する心がこの奇跡的な力を引き出し、あなたと子どもを奮い立たせます。熱狂に必

要なのは、あなたの寛容な心と頭と魂です。子どもの小さな変化に気づき、それに喜び、意味を与えようとすることは、寛容を実践することです。よくやっているという証拠が出そろうはるかまえに、あなたはお子さんの変化に気づき、祝うのです。心を熱くして子どもを力づけることは、神から与えられた力を一連の過程に吹きこむような奥深い行為です。あなたの「内なる熱狂」が、子どもがみずから才能を開花させていくことにつながります。心を熱くすると、ひじょうに現実的な方法で奇跡を呼びこむことができるのです。


脳神経学者のマイケル・マーゼニックはつぎのように述べています。

「私たちは、刻々と変化する自分の心をどのように働かせるかを瞬間、瞬間で選択し、刻みこんでいます。つぎの瞬間、自分がどのような人間になるかをまさに現実に選択し、その選択が物質として存在する私たちの身体に形状として刻まれるのです」

この言葉は特別な支援が必要な子どもと関わる私たちを勇気づけてくれます。私たちは心を熱くすることで自分を彫刻するとともに、子どもが自分自身を彫刻していく力になれるのです。

「ゆるやかな目標設定」

私たちが征服するのは、山ではなく自分自身だ
——エドモンド・ヒラリー（ニュージーランドの登山家）

親というものは、誕生前からわが子の目標を設定しているところがあります。子どもが立派に成長し、成功してほしいと期待します。なによりも、健康で幸せに生きてほしいと願うものです。なかには、将来の目標まで設定する親もいます。生まれるまえから幼稚園に申し込みをしたり、名門大学を出てほしいと願ったり、お金をもうけ、幸せな結婚をし、自分たちの近くに住むことを望む親さえいるかもしれません。

このような目標は、子どもが健康ですべての能力を活用できることが前提となっています。しかし、自分の子どもが特別な支援を必要としているとわかったときは、すべてが覆されます。わが子の将来はどうなるのか。どのような目標をもてばよいのか。がんばるように働きかけを続けるべきか。そのためにはどのような方法がよいのか。いまの目標を追いつづけてはならないと思ったとき、それは、あきらめることになるのか。子どもに何を期待でき、何をしてやれるのか。親はさまざまな問いと向きあうことになります。

たとえ医学的な診断名は同じでも、子どもは一人ひとり違います。この章では、お子さんの状況に応じて力になることができる方法を紹介します。

可能性にひらかれた道

だれもが目標に向かってがんばった経験をもち、目標をもつ大切さを知っていると思います。通常、ゴールを目指すときは、目標をできるだけ絞り、できるだけがんばるものです。それは、「がんばれ」「あきらめるな」「苦痛があってこその達成」といった言葉にも表れています。しかし、支援が必要な子どもの場合、このような取り組み方は逆効果のことが多いのです。柔軟性に欠ける方法で力まかせにゴールを目指すと、子どもの能力をさらに制限してしまうことになりかねません。

さいわいにも、子どもの脳と心と身体の働きにそった目標の設定方法があります。それは目標をゆるく設定することです。目標をゆるく設定するとは、子どもの目標に対し、明確な意図をもちつつ、軽やかに柔軟性をもちながら取り組むことです。目標をゆるくもつと、子どもはほかの方法では見つからない可能性にひらかれながら、あまり苦しまずにより多くのことを達成できます。

目標をゆるくもつことは、遠まわりで成りゆきまかせの、何か恐ろしいことのように思えるかもしれません。私たちは、子どもがいますぐ、最短・最速ルートで目標に到達でき

〝目標をゆるく
もつことは
遠まわりする
ことでは
ありません〟

るように手助けをしようとしがちです。子どもが失敗をすれば、もっとゴールに集中して一心不乱に取り組むべきだと考え、もっとがんばれと励まします。それでもゴールに届かなければ、特別な支援が必要な子どもだからできないのだと考えるものです。親である自分がダメだからだと思うことも珍しくありません。

目標をゆるくもつことを学ぶと、一般的な見立てでは無理だと思われていることの多くが、そうではなくなります。子どもの目標をゆるく設定し、これと柔軟に向きあうとき、ほかの方法ではありえない突破口が見つかりはじめることに気づくと思います。子どもと楽しく共同作業をするようになり、わが子をたいへんだと感じるのではなく、独自の感情や希望をもち、かけがえのない人生を歩むひとりの人間として見ることができるようになるはずです。

ヒヒのたとえ――目標にしがみつくということ

カラハリ砂漠にすむヒヒは水を貯え、その場所を人や他の動物から隠す知恵をもっています。現地の猟師は水のありかを探すとき、まず、ヒヒがよく訪れる巨大な蟻塚を探し、穴を掘ります。ヒヒは好奇心が強い動物で、離れた場所から猟師が穴を掘る様子を見ています。猟師は掘った穴にヒヒの好物のタネを落とし、立ち去ります。そこに現れたヒヒは手を穴に突っこみ、中のタネを握り、取りだそうとしますが、固く手を握りしめているため穴から引き抜くことができません。猟師が姿を見せるとヒヒはパニックを起こし、叫び、逃げようと七転八倒しますが、握ったこぶしを開いてタネを手放さないので身動きがとれません。猟師はヒヒに綱をつけ、塩を与え、ひと晩そのままにしておきます。すると翌朝、解放されたヒヒはのどの渇きを潤そうとして、一目散に水のありかに駆けていくのです。

このヒヒが事態をきりぬけるためには、手を開き、タネを放しさえすればよいのですが、タネを食べたいという欲求を超える選択肢を脳がもちあわせていないため、ヒヒは自分の自由、つまり生存を犠牲にしてまでタネを食べるという目標にしがみつきます。

特定のゴールを達成することだけに焦点を絞ると、親も子も、自分の感覚、体験、入ってくる情報、そして新しいチャンスに反応することができなくなり、結果的に自分たちの可能性をせばめてしまうのです。

お子さんのために目標を設定することは大切です。目標がなければ、お子さんの成長は難しくなるでしょう。困難を抱えている子どもが限界を乗り越える方法を自分で見つけられるようになるためには、脳をできるかぎり高い次元で力強く機能させなければなりません。しかし、目標にしばられると、子どもの脳は、握りこぶしのために身動きがとれなくなったヒヒのように、選択や発見、創造の余地がほとんどない原始的な状態におちいる可能性が高いのです。

“ゴール達成だけに焦点を絞ると、親も子も新たなチャンスを見逃してしまいます”

動くこと、喜ぶことを学んだアレクサ

アレクサとは、彼女が二歳半のときにレッスンを始めました。診断のつかない発達の遅れがあり、自分から動くことはほとんどなく、喜ぶことのない女の子でした。目は焦点があわず、下がったあごからつねに舌が突きだし、よだれが垂れていました。両親の目標は、娘が寝返りを打ってうつぶせになり、座り、這い、言葉に反応するようになることでした。

私のレッスンを受けるまえの一年半のあいだ、アレクサは這う、座るといった動作そのものの訓練を何人もの療法士から受けていました。両親はそうした訓練が役に立つだろうと希望をもっていましたが、娘にほとんど進歩がみられないため、ほかの方法を探してやってきたのです。

私たちの目標は、アレクサにいまできることを手がかりに、彼女の脳を目覚めさせることでした。そうすれば、彼女の脳が「違い」を認識し、小さな変化をつくりだすチャンスが開けます。小さな変化が、いずれ大きな変化へと発展するのです。

私たちが発達の指標となる動作を目標としないことに、彼女の両親は不安を感じていましたが、まもなく、娘にこれまでになかった変化を認めるようになりました。両親は、娘にも学習能力があり、知性があることを初めて知ったのです。二年半にわたるレッスンのあいだ、あえて明確な目標を避けることで、アレクサの脳は何度も新しい可能性に目覚めました。脳で起きたさまざまな小さな変化によって、彼女は寝返りを打ち、這い、立ち上

がり、歩くことを学びました。そして能力が発達するとともに喜ぶようになり、知的な愛らしい子どもに変身しました。

でも、いつになったら話すの？

歩くまでに成長したアレクサは、まだ話ができませんでした。「イエス」のかわりに「アー」と言うだけです。幼稚園に入ると、両親は娘に話をさせないといけないというプレッシャーを感じるようになり、「話すこと」を目標にすえました。幼稚園からは言語療法を勧められていました。

私は両親に、寝返りやハイハイといった目標から離れ、すでにできることのエッジの部分に働きかけて小さな変化を起こしたとき、脳が答えを見つけだしたことを思い出すように言いました。そして、目標をゆるく設定するのなら言語療法も役に立つだろうと伝えました。融通のきかない方法でただ話をさせるという訓練をしないのであれば、脳は、いまのパターンにはまりこんだり、話すことがさらに困難になるというリスクを回避できるからです。

数か月後、アレクサの母親から電子メールが届きました。よい言語セラピストが見つかって喜んでいるということでしたが、そこには「娘は素晴らしい進歩をみせていますが、まだ話をしません。セラピストには、顔の筋肉が弱いと言われました」と記されていました。文面は、私に、アレクサの顔の筋肉を強化するレッスンが可能かを尋ねるものでした。また、アレクサが生まれてはじめて問題行動をおこしており、癇癪《かんしゃく》をおこすと落ち着かせることが難しく、だれの指示にも従わないと書かれていました。

私はつぎのように返信しました。「私には、アレクサの顔の筋肉を矯正したり、コントロールしたりすることはできません。私が働きかけるのは筋肉ではなく脳です」「セラピーが効果をあげているのなら、なぜ娘さんは進歩しないのでしょうか?」

私はアレクサに、二回レッスンを行なうことにしました。話をするという複雑な能力を彼女の脳が組み立てることの力になれるかどうか、自信はありませんでした。

久びさに会ったアレクサはためらいがちな様子でしたが、レッスン台に乗ると寄りかかってきたのでハグをしました。私は、アレクサに話をさせようとはしない、と心に決めていました。彼女が、話すことへの期待を感じず安心できるよう、全力を尽くすことにして、「話しなさい」と言うのではなく、私が話しつづけました。

もう一度会えてとてもうれしいと話し、話の途中で「幼稚園に通っているの?」と尋ねました。そして、アレクサの答えを待たずに話しだしたところ、彼女は頭をたてに振りました。そこで「それはすごいね」と言って、自分の娘の幼稚園のことを話しました。途中で、アレクサの幼稚園もそのようなのかと尋ね、やはり返事を待たずに話しつづけました。すると、なんとアレクサは、とても静かに「イエス」と答えたのです。不完全でしたが、

〃このとき
私たちは、
「言葉を話す」
という目標に
目を向けては
いませんでした〃

明らかに「イエス」でした。

私はなにごともなかったかのように応じたものの、彼女が「話しなさい」と言われず、話そうとしていなかったときに、思わず「イエス」と発したことに気づいていました。アレクサと私はつながり、彼女は深く集中していました。このとき、私たちは「話す」という目標に目を向けてはいませんでした。

イエス、ノー、イエス！

つぎに、意味をもたないナンセンスな音に会話のような抑揚とリズムをつけて話しかけてみました。このとき、アレクサをレッスン台にうつぶせに寝かせ、背中と横隔膜がもっと動いて呼吸を深くできるように、彼女の背中・あばら骨・脊髄に働きかけました。アレクサはとても静かに身体の感覚に神経を集中させていましたが、私のナンセンスの話しかけにも興味をもっているようでした。

数分間、話しつづけた私は、口をつぐみました。すると、アレクサが意味をもたない音をいくつか発しました。彼女が口をつぐむと、私はナンセンスの言葉を返しました。そこから先は、実在しない言葉に会話そっくりのイントネーションをつけて、ふたりで「会話」を続けました。

アレクサは楽しんでいました。私が文末を上げてナンセンス語で「質問」すると、彼女ははっきり「イエス」と答えます。彼女がナンセンス語で質問をしてくると、私は「ノー」と答えます。三十分ほど「会話」をしたところで、もう十分だと思いました。アレクサを疲れさせ、彼女の脳がこの新しく獲得した能力を潜めてしまうようにはしたくなかったからです。

アレクサの上体を起こし、今日のレッスンは終わりだと告げたときです。アレクサは私に人さし指を向けながら、ものすごく大きな声で「ノー！」と言ったのです。私は笑いながら自分の人さし指を彼女に向け、同じぐらい大きな声で「イエス！」と言い返しました。

アレクサの母親には、最低二か月間は彼女に話をさせようとしないことが大切だと話しました。言語セラピーもしばらく休むことを提案しました。目の前の娘の変化に感激した母親は、私の提案に同意しました。

レッスン室を出て数秒もしないうちにアレクサが戻ってきました。そして私を指さし、「ノー、ノー、ノー！」と叫ぶように言ったのです。私は彼女を指し、「イエス、イエス、イエス！」と返しました。アレクサの変わりように、母親も私も目を見はりました。彼女はカゴから放たれた鳥のように、新しく手にした自由を満喫し、大喜びしていました。翌日も会う約束をして、なんとか彼女を送りだしました。

翌日、アレクサはレッスン室に入るなり、ナンセンス語の会話を始めました。私と会話をしようと計画し、楽しみにしていたのです！　しばらくして、私は会話のなかに、意味のある単語をひとつ織り交ぜ、さらに別の単語を織り交ぜてみました。実際の単語がアレクサの会話を中断させるのではないかと心配したのですが、彼女は話をやめることなく、私と同じように単語をあちこちに織り交ぜながら話してきました。

このようなレッスンを二回行なったあと、彼女の学校から、単語を二、三語並べた文を話すようになったと報告がありました。癇癪と突発的な攻撃は完全になくなりました。三か月間レッスンを行なったところ、彼女は話しなさいと言われたり、おだてられたりしなければ、長い文をよく話すようになりました。

アレクサは、関わる人たちが最終目標から目を外したときに学び、成長することができました。目標を柔軟にもつことで、脳が、すでにできることのエッジ部分で「違い」を認識し、小さな変化を生みだす方法を見つけることができたのです。

子どもにとっての成功体験とは

変化をとげ、成長するお子さんの力に決定的な役割を果たすのが「成功体験」です。成功体験とは、意図的か否かにかかわらず、子どもがなんらかの行為をし、その結果、うれしいと感じたり、おもしろいと思ったりすることです。たとえば、赤ちゃんが母親の髪をつかんで無意識に引っぱったときに母親が「イタイ!」と言うと、赤ちゃんはその声に驚き、喜びます。このような成功を体験した赤ちゃんの脳は、そのときのパターンを強化し

“いまある能力のエッジを探ること——
成功は、すでにできることのエッジ部分にあります”

ます。脳に明かりが灯るのです。すると赤ちゃんは目覚め、いきいきし、より上手に速く学ぶようになっていきます。

成功すると子どもは気分がよくなり、力を得ます。成功体験は子どもの脳に「いまやったことは価値のあることだ。将来、利用できるように刻みこめ」と伝える増幅器の役割を果たします。成功は成功を呼びます。子どもが体験する成功のほとんどは、大人が通常、成功とみなす、歩く・話すといった発達指標の動作ではありません。しかし、小さな成功体験が大きな達成をもたらすのです。ハイハイをしている子どもがいきなり縄跳びをすることはありませんが、平らな床を這っていた子どもが障害物の上を這うように進歩することは可能です。子どもを支援するとき、成功はすでにできることのエッジ部分にある、という原則を理解することはきわめて大切です。

特別な支援が必要な子どもには、症状にあった独自の解決法を脳が見つけだすようになるために、たくさんの「小さな成功」が必要です。いまある能力をはるかに超えるものを求められると、脳は方法を見つけられず、学ぶことをやめてしまいます。周囲と関係性を結べない子どもや立てない子どもに対応するなら、その子のできることから始めることです。いまある能力のエッジ部分で成功を体験するチャンスをつくるということが、「ゆるやかに目標を設定する」ことの意義です。

ゆるやかな目標のもつ普遍性

いまできることのエッジ部分に働きかけるという原則は、どのような機能を発達させるときにも当てはまります。私は、初めて会った親から「いつ歩くようになるのか」「話せるようになるのか」といった質問を受けます。そのたびに答えを探しますが、いつも同じ考えにたどり着きます。

修理工がエンジンを直して車をふたたび走らせるように子どもに歩かせたり、話をさせたりしなければならないのだとしたら、私にはどうすればいいかわかりません。わかっているのは、失敗するということです。私にはっきりとわかっていることは、子どもとつながることができ、その子がいまいるところから「違い」を受けとめ、成功体験となる新しいことをできるように手助けするのなら、子どもは成長するということです。

子どもの成長を標準的な発達指標で測ることに慣れている親は、この答えを聞くと困惑します。私は、「子どものいまできることのエッジに変化が起きることを、たえず探している」と説明します。変化とは、子どもの動き・思考・感情の「語彙」が増えるということです。私がみるのは、私の働きかけに対する子どもの反応です。たとえ小さな反応であっても、その子が参加しているか、成功を体験しているかをみます。そして、成功にともなう子どものさまざまな喜びの表現を観察しています。

ゴルフをする友人が試合のルールを教えてくれました。ボールのある地点でプレーするのがゴルフです。どんな場所であっても、ボールの落ちた地点から打ちます。これを私たちの取り組みに当てはめるなら、どこであれ、いま子どもがいる地点でその子とつながるということです。独自に発達する道を子どもの脳が探しだせるように、いま、この瞬間、お子さんにできることを見つけ、そのエッジに働きかける方法を探るのです。大きな目標や発達指標はいったん脇におきます。そのような目標にかりたてられるのではなく、お子さんのいまいる地点から、あなたが導かれるようにします。

たくさんの小さな変化が、一人ひとりの特性にあった独特の発達をもたらします。通常の発達指標から解放されるとき、より大きな前進がみられるはずです。

科学が教えてくれること

目標を厳しく設定することの一例が、赤ちゃんを腹ばいにさせて遊ばせる「タミータイム」です。赤ちゃんが寝返りを打つようになるまえに腹ばいにさせると、身体が強くなり、寝返りやハイハイ、立ち上がりなどの動作を早くできるようになるというふれこみです。「タミータイム」が推奨されはじめたころの文献には、子どもはその後も速く発達し、将来、成功をおさめやすくなるだろうと予測するものもありました。

しかし、赤ちゃんは、腹ばいにされると、仰向けの状態で通常行なうランダムな動きをすることができません。目的のないランダムな動きが、脳が「違い」を認識して発達するためにどれほど重要かは、これまで述べてきたとおりです。

腹ばいにされた赤ちゃんは、腹ばいから仰向けに寝返りを打ち、ずりばいやハイハイ、手をついておすわりをするようになります。「タミータイム」の長期的な影響を調べた研究によると、ここまでの成長は腹ばいにしなかった赤ちゃんに比べて最大三か月早かったものの、その後の発達に成長スピードはひきつがれず、歩くことや全般的な動きについての違いはなかったということです。

この研究結果を「タミータイム」が長期的にはたいして役に立たなくても、親を安心させる効果はあったと読みとる人がいるかもしれません。しかし、このような目標設定が子どもの動き、思考、そして感覚の質にどのような影響を与えるかを考える必要があります。これによって失われるものはないのでしょうか？

第二次世界大戦直後、ヨーロッパで大きな孤児院を運営していたエミー・ピクラーという小児科医がいます。彼女は、大人が目標を設定するのではなく、子どもが自分のペースで発達し、成長できるように安心と愛情を与えることを提唱しました。ピクラーは、孤児院の看護師や保育士を、どんなときにも柔軟に対応できるよう訓練しました。

彼女が発見したのは、自分のペースで発達できる環境を与えられた赤ちゃんは、初期の

〃大きな目標や発達指標から解放されるとき、大きな進歩をみるようになるはずです〃

発達指標に達する時期は最大で三、四か月遅いものの、「自分で座り、立ち、歩くことを習得するだけでなく、同年齢の他の子どもたちと比べ、明らかに自立し、自分の動きに自信をもち、自分の振る舞いに満足し、落ち着いている」ということでした。ピクラーは、「私たちの施設で育った子どもの、しっかりとバランスのとれた動きは意味のあることだ。この子どもたちは上手に動くだけでなく、転ぶときもうまく転ぶ」と記しています。彼女の孤児院で育った千四百人のうち、骨折をした子どもはひとりもいませんでした。

健康な赤ちゃんは高い目標を設定されても、されなくても、成長し発達指標に達することができます。しかし、困難を抱える赤ちゃんは、目標を厳しく定められると致命的な影響を受けかねません。特定の目標を厳しい方法で目指すことをやめるとき、子どもの動きの質が向上する余地が生まれるのです。

目標をゆるやかにもつことの大切さは、「ゆっくり」（2つめの大事なこと）を思い出してもらうと理解しやすくなります。ヒトはゆっくり発達できるおかげで、どの生物よりも長い期間、果てしなく学びつづけることができます。終着点を決めず、逆戻りもしつつ、ゆるやかに目標を目指すことを手助けするなら、子どもは成長のための選択肢をたくさん手にすることができます。

さっさと取り組みを終わらせないでください！　どの子の脳も、時間をかけてつぎの段階に発達していくようにできています。目標とゆるやかに向きあうと、脳はもっとも独創的な解決方法を見つけるチャンスを与えられるのです。子どもはそのとき、最高にいきいきします。

目標をゆるやかに保つためのヒントと方法

目標をゆるやかにもち、課題の解決に向けて子どもが新しい道を切り拓いていくための方法を九つ紹介します。取り組みの記録をつけるといいかもしれません。

明確に定義する

お子さんに診断が下ったら、その意味を明確にします。特別な困難は何か。あなたがいま、子どもに設定している目標は何か。子どもに達成してほしいと願う、この世で最高のものとは何か。特定の診断がつかない場合は、子どもに変わってほしい、克服してほしいと望む行動や限界は何か。

ゴールではなくプロセスに注目する

どんなに健康な子どもであっても、目標とする動作そのものだけを練習すると、できるようにはなりません。私たちはプロセスを通じて目標に達するからです。直接的な方法で目標を目指すことを押しつけるのは、必要な情報を得るチャンスを脳に与えず、あなたと子どもの可能性をせばめることです。立ちどまって深呼吸をし、目標から目を離し、お子さんが必要なプロセスをたどれるようにしてください。

考えをめぐらせる

「9つの大事なこと」を活用するとき、つぎにお子さんが何をするか、どう反応するかに考えをめぐらせてみてください。新たな可能性を見つけることができます。子どもは興味を示すか？　どのような変化が起こるか？　刻一刻と体験する思考や感覚はどのようなものか？　目標に到達する道のりを事前に知ることはできません。どうなるだろうと思案すると、思いがけない解決方法を見つける余裕ができ、子どもの可能性の扉が大きく開けます。

引き下がる

どんなときも、結果よりプロセスを優先してください。子どもにまだできないことをさせたり、決められた狭いゴールを目指すよう、求められる場面がたくさんあると思います。医師や療法士、教員が関わる個別教育計画づくりもそのひとつかもしれません。

目標をゆるく設定していることについて、子どもにきちんと向きあっていないとか、子どもの将来を損ねているとか非難する人がいるのなら、あなたがリーダーシップをとって目標設定の意味を説明し、子どもがいまできることのエッジ部分に働きかけてほしいと頼んでください。いまの能力からかけ離れていたり、難しすぎたり、時期尚早の目標からは引き下がることです。目標を目指すことが子どもに不快感や痛み、苦しみを与えるようなら、引き下がることです。

過程より結果を優先すると、子どもはできないという経験から限界を学んでしまう恐れがあり、最終的にその目標をあきらめることになるかもしれないのです。うまくいかないのは取り組み方の問題なのですが、引きぎわを間違えると、子どもが失敗をするのは心身の症状のためだと思いこんでしまうかもしれません。

遊ぶ

お子さんとの取り組みを遊びとして楽しむことです。時間の無駄と思えるようなさまざまな方法を気の向くままに選び、寄り道を楽しんでください。意図的でない行動やランダムなことの大切さを忘れずに、つねに子どもによりそい、子どもの反応に導かれてください。

目標に取り組むときは、親子で未知の世界に踏みこんでいます。子どもの脳は入ってくる新しい情報によって活性化し、新しい可能性を見つけています。子どもは、予想すらしなかった方法で成長し、能力を向上させていくことでしょう。

可逆性を受け入れる

思いがけないチャンスがあらわれて目標を調整したくなったときは、その場で柔軟にコースを変え、目標を切り替えてください。これを私は「可逆性」と呼んでいます。展開によっては、目標をすっかり変更したくなることもあるかもしれません。別のものを探していると素晴らしい突破口が見つかることは珍しくありません。「可逆性」を受け入れると、お子さんに対してしっかり反応でき、目標にしがみつくのではなく、子どもとのやりとりを優先できるようになります。

手放す

子どもの出す結果をコントロールしようとしてはいけません。子どもの行為は、いつ、どんなときも、あなたが直接コントロールできるものではありません。けれどもあなたは、子どもの取り組みの質に深く影響を与えることができます。そうすることで、お子さんが向上するチャンスをどんどん増やすことができます。大量の情報のパーツを獲得し、統合できるようになるためには、脳に自由が必要です。結果をコントロールしようとすると子どもを制限し、新しい可能性をつかむチャンスを減らしてしまいます。

つながりを大切に

いま、ここで子どもに起きている流れに導かれてください。限界を乗り越えるためにお子さんの頭と心に必要なことは、あなたに見てもらい、あなたとのつながりを感じることなのです。つながりを大切にすると、あなたもお子さんも力を得ることができます。

間違いを抱きしめる

親子でたくさんの間違いをするゆとりをもってください。「9つの大事なこと」を正しく実践することに気をとられることはありません。「ゆるやかな目標」を正しく実践できるかどうかですら、気にしなくていいのです。間違いは情報の宝庫です。そこから子ども（とあなた）の脳は、目標を達成するための方法を見つけていきます。脳は自律的に秩序をつくりだすシステムで、たくさんの実験や推量をとおして自然に目標を達成します。目標が高ければ高いほど、子どもには間違いを経験し、自分で修正をし、発見をする余地が必要です。

特別な支援が必要な子どもの親には、なみなみならぬ挑戦が待っています。不確かなことが多く、不安や混乱を覚えると、安心感や解決策を求めて厳しい目標をとりいれたくなるものです。それでも、くり返し、できるかぎり「ゆるやかな目標」にたち返ってください。子どものために設定した目標や子どもを手助けするプロセスを、ためらいや不安に支配されないようにしていきましょう。

「学びのスイッチ」

どんなときも新しいことを学ぶ気持ちで
人生を歩みなさい

――ヴァーノン・ハワード（米国の作家）

「学びのスイッチ」――もちろん比喩です。脳にそのようなスイッチが付いているわけではありません。脳が本来の設計どおり学べる状態にあることを「学びのスイッチが入っている」といっています。このスイッチがオンで高調なら、子どもは力強く学びます。

「学びのスイッチ」が入ると、脳の働き方が変わります。子どもは注意力が高まり、好奇心がわき、それまでわからなかったこと、できなかったことを把握するようになります。

「学びのスイッチ」がオンのときとオフのときに脳の活動が異なることは、脳波を測定するとわかります。けれども、子どもの状態を知るためにこれを測定する必要はありません。子どもが私たちの言葉や行為を吸収しているとき、また、周囲や自分自身に起きていることに気づいているときは、そうとみてとれます。瞳や表情、動き、発する音、言葉にしっかり反応が表れます。

それを親がわかることは大切です。学びのスイッチが入っていないと、親が何をしても、子どもは学ぶことも変わることもありません。ところが、スイッチが入ると、子どもの脳はまわりの世界に五感を働かせるだけでなく、自分の感覚や感情にも敏感になります。そのような刺激をもとに子どもは新しいことを始めます。学びはじめるのです。

読み書きが困難だったスコッティ

スコッティは発達に遅れがあり、たくさんのセラピーや支援を受けて二歳で歩きはじめました。ＡＤＨＤ（注意欠陥・多動性障害）のあらゆる症状がみられ、家庭教師がついていましたが、読み書きができません。空間を認識する力が弱く、体重が多めで、ぎこちなく歩きます。口は達者で社交的です。周囲の人と心を合わせることのできる感情の知性をもち、心根のやさしい、人好きのする子どもです。

私がスコッティを知ったのは彼が小学四年生、十歳のときです。最初に彼の両親と電話で話をしました。アルファベットの理解がおぼつかないということで、話を聞くかぎり、教えようとする人たちのたいへんな努力にもかかわらず、スコッティが学んでいないことは明らかでした。私は、スコッティは読むことに失敗するという経験を学んだのだと思いました。読もう、書こうとして彼の脳がつくりだしたパターンが失敗をくり返させ、この「失敗のパターン」が、どんどん深く刻みこまれていったのでしょう。少なくとも読み書きに関して、「学びのスイッチ」が入っていないことははっきりしていました。家庭教師

"教える人たちのたいへんな努力にもかかわらず、彼が学んでいないことは明らかでした"

から読み書きを教わるときに反抗的になると聞き、私はそうだろうと思いました。同じことを何度もくり返し失敗したい人などいないはずです。

私は、レッスンを始めるまでの最低二か月間、読み書きをさせようとしないでほしいと両親に伝えました。しばらくのあいだ、スコッティに「失敗のパターン」から離れてもらいたかったからです。両親が学校の先生や心理士に相談したところ、だれもが、教えるのを休むという発想にぎょっとしたということでした。これまでの進歩が失われることを恐れたというのですが、そもそも、どんな進歩があったというのでしょう。休むことで失うものは深く刻みこまれた失敗のパターンだけのはずで、これを失うことは、むしろ望ましいのです。

両親と相談を重ねたすえ、集中的にレッスンを行なうことができる夏休みにスコッティをみることにしました。

スコッティの飛躍

初対面のスコッティは、とてもやさしくて行儀がよく、少し恥ずかしがり屋でした。私はまず、名前を書いてほしいとお願いしました。たいていの子どもは自分の名前を喜んで書くものですが、彼はぶつぶつ文句を言って反抗してから「わかった」と言い、紙の上に鉛筆をゆっくり、小さく、ぐるぐる、ギザギザと動かしました。そして、まるで一文字目を書き終えたというように数秒間、動きを止めました。スコッティが書いたのはアルファベットのSとも、ほかの字とも似つかないものでした。つぎに、この最初の「字」の上に二文字目を、やはり小さく、ぐるぐる、ギザギザの線で書きました。そして「字」のようなものの上に「字」を書くことを五、六回くり返し、名前を書き終えたという表情で作業をやめると承認を求めるように私を見ました。私はお礼だけ言って、レッスンを始めました。

名前を書くことができたかも、また読み書きの仕方も、スコッティがまったく理解していないことは明らかでした。「学びのスイッチ」が入っていないことは、硬く吊り上がった肩や腕、こわばった顔の表情がはっきり示していました。新しいことを期待したり、変化をつくりだそうとする様子はみられず、彼は、過去四年間に刻みこまれたおきまりの動作をくり返したのです。

初回と第二回のレッスンで私は、スコッティがけっして両目を右に動かさないこと、また、自分からは頭を右に向けないことに気づきました。右半分の世界に気づいていないのでしょう。また、ぎこちない歩き方や文字の書き方は、「違い」や動きを調整するために必要な脳のベースとなる地図の一部に欠けた部分があることを示していました。まずは、「学びのスイッチ」をオンにすることです。そうしなければ、いくら読み書きを教えようと努力しても時間の無駄に終わってしまいます。

私は「バリエーション」の章で説明した「てん」「ぼうせん」「なみせん」を身体に書く方法（127ページ）を使いました。スコッティの脳が目覚め、「違い」を認識しはじめるように、彼の顔・腕・手・背・胸に、指でこの三種類を書きました。スコッティは最初、どれがどれかを当てることができませんでしたが、すぐにわかるようになりました。私はさらに、身体に少しずつ複雑な細かい動きを加えることで、身体全体にもっと意識を向けられるように手助けをしました。二回のレッスンでスコッティは文句を言わなくなり、興奮しながら訪ねてくるようになりました。「学びのスイッチ」がオンになったのです。彼はレッスンで何をすべきかについて意見を言い、よく笑うようになりました。まわりの様子に気づくようになり、気づいたことを話しました。日に日に考えが鋭くなり、身体の動きは見るからに力強く、なめらかになりました。スコッティはひょうきんでした。周囲の世界が意味をもちはじめ、彼は新しい知識を通じて力をもらっていました。

そこで、私はもう一度名前を書いてみないかと尋ねました。彼はとても興奮した様子でイエスと答えると、鉛筆をもち、ゆっくりと慎重に、S-C-O-T-T-Yと書いたのです。今回は一文字ずつ横に並び、どの文字もはっきり読みとることができました。

翌週、彼は両親と帰宅し、家庭教師の女性に会いました。この女性は、読み書きの練習はせずにいっしょに遊ぶだけの予定でしたが、スコッティは部屋に入るなりアルファベットの積木を取りにいき、単語づくりをしようと言ったということです。彼女がさらに感激したのは、スコッティが文句を言うことも気をそらすこともなく、喜んでいたことでした。彼は学びたがっていたのです。

ひとりの人間としてみる

一般的には、子どもの課題やできないことに焦点を絞った対応がなされるものだと思いますが、これにはひとつ、大きな欠点があります。そのようにするとき、ひとりの子どもの全体がみえなくなるのです。内側に豊かな経験と複雑さを抱える子どもの全体像をつかめなくなり、型にはまった見方をするようになります。そして、気づかないうちに自分の「学びのスイッチ」をオフにしてしまいます。

ところが、視野を広げ、自分の懸念やその子の限界にとらわれずに子どもをみるようになると、あなたの「学びのスイッチ」はふたたびオンになります。すると、子どもを総体としてとらえるようになり、以前は気づかなかったことに気づき、子どもに関わっていく新たな方法を見つけることができます。子どもに役立つチャンスが急に到来するようになり、あなたは、子どもの脳が識別し、進化をとげる手伝いを創造的に行なうようになります。このようなプロセスは、私たちの「学びのスイッチ」だけでなく子どもの「学びのスイッチ」もオンにし、脳の整理能力を全体的に引き上げてくれます。子どもは、私たちが予想もしない方法で、もっとも困難な分野の能力を伸ばしていくものです。

〃子どもは
私たちが
予想もしない
方法で、
困難な分野の
能力を伸ばして
いくものです〃

子どもを丸ごとみる

子どもの全体をみるためには、自分自身の「学びのスイッチ」をオンにすることがいかに大切か――私は経験からそれを知りました。スコッティについても、自分の「学びのスイッチ」を入れることで、さまざまなことをすばやく把握できました。やさしい子で人の気持ちをわかり、まわりの人を意識できること。書くということをまったく理解していないこと。頭を右に向けることがなく、目の動きが制限され、空間の把握がとても大雑把なこと。私は、彼がぎこちなくても歩けるということにも注目しました。識別能力も身体への気づきも不十分であるのに、歩くというたいへん複雑な動作を組み立てられるということは、彼の脳がじつはひじょうに優れていることを意味していました。「学びのスイッチ」が入り、脳が、動きや感覚をうまく識別し、整理できるようになれば、スコッティの人生は飛躍するはずでした。

私はスコッティを総体的にとらえ、彼に導かれるようにしました。まず、身体への意識を高められるように穏やかな動きを与えました。つぎに、異なる種類の線を皮膚に指で書きました。最初に顔に書いてみたところ、彼は「てん」「ぼうせん」「なみせん」を区別することができました。このことで彼の脳は、さまざまな感触の違いを受けとめ、その感触と対応する線の種類とを結びつけ、識別能力を全般的に高めるチャンスを手に入れたのです。さらに、両目と頭を右に動かすことを学ぶと、右半分の世界が開けました。スコッティは世界をどんどん把握するようになり、安心して動き、リスクに挑戦できるようになっていったのです。

レッスンを行なうとき、私はつねに自分の「学びのスイッチ」をオンにし、感度の高い状態を維持するように努めます。子どもに丸ごと気づくためだけでなく、子どもの脳が目覚めていることを知らせる変化（「学びのスイッチ」がオンになっていること）を見逃さないようにするためです。

スコッティとのレッスンのあいだ、私の注意は彼の限界ではなく、その存在のすべてに向いていました。私は彼が学び、成長できるためのあらゆるチャンスに心を開きながら、「9つの大事なこと」を活用しました。脳が、より細かい差異化を体験し、整理機能を高め、発達できるチャンスを得られるように心がけました。すると、スコッティは成功を体験し、学ぶことの喜びと感激を味わうことができました。

支援者が自分の「学びのスイッチ」をオンにして子どもを丸ごとみるということは、子どもが「学びのスイッチ」をオンにするのを助けることです。

科学が教えてくれること

「学びのスイッチ」とは、実際に観察することのできる現象です。これまでに、子どもの脳が学習モードになったり、ならなかったりすることを何千回となく経験してきました。

〃不安や恐れ、痛みではなく、心地よさや遊び心がスイッチをオンにします〃

「学びのスイッチ」が入って学習モードのときは、ほぼすべての働きかけが、その子の発達をうながします。一方でスイッチがオフのときは、何をしても変化はほとんど起こりません。オフのときはたいてい、子どもにさらに深く限界が刻みこまれます。

科学は、「学びのスイッチ」が入るためには、生理的・生化学的・心理的に一定レベルの覚醒が必要であることを観察しています。

この覚醒のカギを握るのは私たちの感情です。感情は、あらゆる学習と発達の基盤である脳の神経細胞のやりとりを左右します。神経細胞のシナプスの感度や、やりとりする情報の量が増減するのです。脳でつくられる神経伝達物質は、感情に左右されることが解明されています。この神経伝達物質は神経細胞どうしのつながりを変えるもので、脳の覚醒レベルを高めたり、低めたりします。感情には、脳を意欲的な学習モードにしたり、学習が起こらないように脳を閉ざしたりする潜在能力、つまり、「学びのスイッチ」をオンにしたり、オフにしたりする力があるのです。

また、感情が、何かを学ぶときに欠かせない「注意力」を左右するとみる研究者が大多数です。私たちは、悲しいときと楽しいときとでは、何にどう注意を向けるかがかなり違います。感情は脳の情報処理だけでなく、思考の仕方にも影響をおよぼします。学びがオンになるためには、感情のなかでもとりわけ出現しやすい「好奇心」が欠かせないようです。動物実験からわかっていることは、モチベーションと主体的な関与が、脳全体をいっせいに稼働させ、動物が自身をよりよく組織するのを助けるということです。

子どもの感情と感覚の発達を研究するアラン・フォーゲルは、「私たちの神経系のいちばん重要な仕事は、脅威に反応し、安全を求めることだ」と述べています。不安や恐れは子どもの「学びのスイッチ」をオフにしてしまいます。

脅威に対するストレス反応が長引くと、脳が受けるダメージは大きくなります。そのようなストレス反応は脳の神経伝達物質の受容体を破壊し、子どもの気分や記憶にマイナスの影響を与え、多動をひき起こしかねません。不安、恐れ、痛み、そして疲れは、子どもの「学びのスイッチ」をオフにします。安心、受容、親との絆、心地よさ、遊び心、喜び、そして愛はこのスイッチをオンにします。

学びのスイッチを入れるためのヒントと方法

最初のヒント

スイッチがオンのとき子どもは……

- 目が輝きます。視線があなたを追って動きます。
- いきいきします。よく声を出し、よく動きます。
- あなたがすることに参加してきます。

・にこにこします。声をあげて笑います。さまざまな方法で喜びを表現します。
・好奇心をもち、興味をもちます。自分に起きていること、周囲に起きていることに気づくようになります。

まず、あなた自身のスイッチをオンに

・自分のいま・ここに集中し、スイッチをオンにしてから注意を向けます。
・子どもに起きていることに関心を寄せ、気づくようにします。
・子どもに心をあわせ、刻一刻、子どもに必要な条件と情報を与えられるようにします。

まずは、自分の「学びのスイッチ」を入れることが可能だと認識し、自分でスイッチを入れるという意志をもちます。つぎに、自由にオンにしたり、オフにしたりできるスイッチがひとつついた空間（部屋など）をイメージします。スイッチの色と形は好みのものにします。そして、自分がその部屋に入り、スイッチをオンにするところを想像します。自分の脳がぱっと明るくなり、子どもと向きあうときに新しい発想や可能性を生みだす準備ができたことを心の目で見てください。これをすればするほど、自然にスイッチを入れられるようになります。

あなたが最善を尽くしたつもりでも、子どもの「学びのスイッチ」がオフになることがあるかもしれません。オフにするものを知り、避けることは大切です。以下は注意すべきことです。

痛み

「痛みなくして得るものなし」といわれますが、子どもの「学びのスイッチ」に関してはまったく逆です。痛みや不快感は確実にスイッチをオフにします。病状や医療行為にともなう痛みの体験をどうしても避けられない場合はありますが、一方で、子どもが成長し、脳の重要な機能を発達させるためには、避けるべき痛みもあります。

セラピーを受けている子どもが泣いたり、抵抗したりするときは、身体や感情に痛みをおぼえ、精神的に苦しんでいることがほとんどです。脳にとって重要なのは、安全が確保され、自分は守られているという安心感です。痛みは危険を知らせるもので、落ち着きのなさは危険に対する反応です。子どもが落ちこんだり、ふさぎこんでいるのは、くり返し経験する痛みや不安への反応といえます。そのようなときはかならず「学びのスイッチ」が切れています。日課であれ、体操であれ、セラピーであれ、子どもと何かをするときは、つねに心地よく取り組める方法を探してください。子どもが楽しく、安心できるようにし、苦痛をともなうことは避けます。

過剰なくり返し

言語訓練、ハイハイの練習、痙縮《けいしゅく》する腕の関節可動域訓練（ROMエクササイズ）やストレッチ……。こうしたことを機械的に過剰にくり返すと、子どもの「学びのスイッチ」はすばやく切れます。そうなったとき、脳は、限界や不快感、恐れや不安、楽しくない体験から逃れたい欲求などのパターンを刻みこみやすいのです。唯一、くり返しが有効なのは、子どもができなかったことをできるようになったあとです。子どもはできるようになったことを自発的にくり返し、喜びや成功の満足感を味わいながら、新しいパターンを脳に刻みこみます。そのときが訪れるまで反復練習はやめ、「9つの大事なこと」を活用してください。「バリエーション」「ゆるやかな目標」「内なる熱狂」から始めてみましょう。子どものスイッチが入るはずです。

疲れ

なかなか把握しづらいのですが、疲れもスイッチをオフにする要因です。「学びのスイッチ」が入っているとき、子どもの脳は莫大な数の新しい回路をつなぎます。これは子どもにとっては重労働で、脳は大量のエネルギーを消費します。スイッチがオンのときの理想的な学習時間は二十分以内ということが発見されています。二十分を超えると、脳はできたばかりのまだ脆弱なつながりを失うか、潜めてしまうので、子どもは学んだことにアクセスできなくなる場合が多いのです。子どものスイッチが入っていないと思ったら、していることをやめましょう。どのみち効果はないのです。

また、子どもが新しいことをしたら、立ち止まりましょう。そのときは、もう一度同じことをさせたいという心の声には耳を貸さずに、活動の中身をかなり違うものに切り替えます。子どもが疲れていたり、自分の気分や感覚、考えにひたっていたりするなら、脳に統合のための時間を与えてください。お腹がすいたなら食べ物を与え、眠いなら眠らせ、遊びたいなら遊ばせ、疲れを回復させてください。子どもとの活動はあとで再開すればよいのです。

無力感

痛みや不快感、退屈、混乱を覚えているとき、また、あなたがしようとすることに子どもがつながっていないとき、同じことを続けると、子どもは無力感を覚え、「学びのスイッチ」は切れます。子どもが興味をもって参加してくるときに敏感に応じると、その子は元気になり、「学びのスイッチ」が入ります。あなたは子どもが興奮し、生き生きしていることを感じるはずです。これは、子どもがやりたがることを何でもするという意味ではありません。どのようなときも、子どもの体験と誠実に向きあうようにしてください。

以下は子どもの「学びのスイッチ」をオンにするために利用できる道具です。できるだけ多く使ってみましょう。

子どもの興味

特定の音・色・形、ゲーム、活動、食べ物など、子どもが興味をもつことを探してください。

9つの大事なこと

他章でお伝えしている「9つの大事なこと」のどれかを子どもの好きなことと組み合わせれば、ほぼ間違いなくスイッチがオンになります。ある母親は、自閉症スペクトラムの娘が色鮮やかな布製のリボンを触るのが好きなことを発見し、さまざまな布の切れ端を集めました。「バリエーション」を利用して、布の色と感触から娘の脳が「違い」を認識できるように手助けをしたのです。

子どもに関心をもつ

子どもが感情・身体・認知の面でどのように影響を受けているかをつねに観察しましょう。「学びのスイッチ」がオンのときに子どもが考え、感じ、触り、見聞きすることのすべてが成長と発達をもたらすと知ってください。スイッチがオンのとき、子どもは自分にとって意味のある発見をしています。

子どもは、私たちが学ばせようとするからではなく、「学びのスイッチ」がオンになり、入ってくる情報を制限されずに使うとき、新しい発見をします。アインシュタインは「組み合わせ遊び」に言及しました。これは、情報をすべて混ぜあわせることで、鍋のシチューのようにさまざまな風味がとけこみ、独自の方法でつながりあい、予測不可能な何かを生みだすということです。劇的な変化はそこで生まれます。

「想像すること、夢みること」

実現へと続く長い導火線は、想像力によって点火する
――エミリー・ディキンソン（米国の詩人）

私はナンセンスを好む。脳細胞を目覚めさせてくれるから
――ドクター・スース（米国の絵本作家）

人間の脳は、想像する力、夢をみる力、自分の内側から何かをつくりだす力を、まるで無から有を生むように与えてくれます。想像し、空想し、先を思い描く力は、子どもが豊かな成長をとげるための大切な要素です。これらの力をどれだけ発揮できるかが、子どもの歩みのかなりの部分を決定づけます。身体のもっとも基礎的な動きから、のちに選択する人生の目標まで、あらゆることを通じて子どもが自分の力を育んでいくときの助けとなるのが、想像力です。

想像力は脳全体に明かりをともし、無数の新しい神経回路をつなぎます。想像することや未来を夢みることを通じて脳に新しい回路をつなぐ力は、人間に与えられた究極の贈り物です。それは限界を超えて前進する力を私たちに与え、ほかの方法では手にすることのできない現実と可能性をもたらしてくれます。「想像力がすべて。人生において、これから起こる魅力的なことを予見できてしまう」と言ったのはアインシュタインでした。

想像力を「子どもの未来の宝箱」と考えることができます。健康な子どもには想像にともなうクリエイティブな力が、きわめていきいきと働いています。子どもが外の世界に踏みだし、新しい能力を開発し、無限ともいえる新しい可能性を見出していくためには想像力が不可欠です。

特別な支援が必要な子どもは、自発的に想像をしたり、夢をみたりする力が制限されていることがあります。それはその子が抱える困難のためだったり、生き延びるためにすべての注意が苦痛へ向けられるためだったりします。理由はなんであれ、子どもがこの宝箱にアクセスできるよう、想像力を目覚めさせる働きかけをすることがなによりも大切です。健康な子どもは想像力をたよりに学び、発達していきます。想像するとき、夢みるとき、子どもの脳は最高の状態で働くように高められ、限界を乗り越えていく方法を見つけていくのです。

〝想像力は子どもの未来への宝箱といえます〟

機械的に暗唱しつづけるアリィ

アリィとは彼が五歳のときに会いました。年のわりに背がひょろりと高く、茶色の大きな目をしたハンサムな子どもです。自閉症と診断され、典型的な症状をたくさん抱えていましたが、とりわけ目立ったのは執着がひじょうに強いことと、Ｉやｍｅ（私）という代名詞を使わないことでした。アリィは初回のレッスンに携帯型のＤＶＤプレーヤーを持参しました。唯一、大好きな映像の『きかんしゃトーマス』を見るためです。

私は最初、アリィの振る舞いを観察しながら彼とつながることができるかを確かめようとしたのですが、あまりにも落ち着きがなかったため、両親の勧めにしたがって『きかんしゃトーマス』を見せることにしました。

映像が始まるとアリィは小さなスクリーンにくぎづけになり、なんと、この物語を一語一句もらさず、実際の音声の直前に暗唱しました。彼は全部で十分間のナレーションをすべて暗記していました。この行為が示すさまざまな問題はさておき、私は、アリィが暗唱をしているときにまったく想像力を働かせていないことに気づきました。声は機械のようで、言葉にも、声のトーンにも、まったくバリエーションがありません。物語にいっさい自分を投影していないのです。映像が終わると、彼は直ちに手を伸ばして再生ボタンを押し、もう一度、冒頭から同じように暗唱を始めました。

そこで、暗唱を続けるアリィの身体に「動きに注意を向けること」などの「9つの大事なこと」を使って働きかけを続けたところ、筋肉の緊張度合いが変わりはじめ、身体がスムーズに連携しながら動きだしました。このことから、彼の脳が目覚め、反応を始めたことがはっきりわかりました。

しばらくして、私はDVDプレーヤーを数秒間、止めました。アリィはこれに気づいたようでしたが、さらに激しい口調で暗唱を続けます。すぐに私は再生ボタンを押しましたが、暗唱は映像の音声からかなりずれています。アリィは黙りこみました。迷子になったようです。いま、流れている映像の場面から始めるようにと穏やかにうながすと、彼は一瞬ためらったのち、そのようにしました。

つぎに私は、映像をしばらく流したらもう一度止めるのでその心づもりでいるようにと伝え、しばらくしてプレーヤーを止めました。アリィは、まったくおかまいなく暗唱を続けています。そこで、私がもう一度映像を再生すると、彼は自分の声がずれていることに気づいて引き返し、すぐに音声にあわせて暗唱を再開しました。

きかんしゃトーマスはどこ行った?

翌日はレッスン開始時にこのＤＶＤを流しておき、新しいことに挑戦しました。映像を途中、途中で止め、物語のあらすじに関わる質問をアリィに投げかけたのです。たとえば、このように言いました。

「きかんしゃトーマスは、すぐに丘にのぼらなかったかもしれないね。トーマスは、まずマクドナルドに行って、フライドポテトを食べようと思ったかもしれない。どう思う?」

私の想像を物語にとりいれることで、アリィを想像の旅へと誘ったのです。彼はとてもイライラした様子でさらにスピードを上げ、激しい口調で暗唱を続けました。「じゃあ、いいわよ」と言って私は引き下がり、アリィが言った最後の台詞をくり返してから、映像を再生しました。

一、二分後、アリィのいろいろな動きを手助けしていた私は、彼の身体がほぐれ、背中が強くなってきたことに気づきました。これは脳が目覚め、学習モードに入ったことを示しています。私は何度も映像を止めては、さまざまな物語の展開を提案しました。アリィの反応はさっきよりも落ち着いています。しばらくして、突然彼は長く深い眠りから目覚めたかのように私を見ると、「トーマスは怪獣と戦いにいった！」と言いました。アリィが想像力を働かせたのです！

まもなく、きかんしゃトーマスの新しい冒険を考えるのが私たちの遊びになりました。アリィは、映像が止まっても動揺しなくなりました。同じ台詞を何度もくり返すのではなく、想像し、新しいあらすじをいっしょにつくりだすようになったのです。さらに、物語を後ろからさかのぼって話すことまで覚え、あらすじどおりに話しているときと、自分が創作しているときとの区別を教えてくれるようになりました。

もうひとつ、アリィが大好きだったことは、父親とのキャッチボールでした。自分にボールを投げてもらいたいとき、アリィは、「ぼくにボールを投げて（Throw me the ball.）」というかわりに「きみにボールを投げて（Throw you the ball.）」と言っていました。アリィが想像力を働かせはじめた二日後、彼の脳が代名詞を理解できるようになったかどうかをみてみることにしました。

〝想像力によってアリィは新しい世界を生み、自己を認識し、自他を区別する代名詞を使うようになったのです〟

私はさまざまなバリエーションをとりいれて、彼がI, you, me（私は・あなたは・私に）の違いを理解できるように働きかけました。アリィは、最初はわからなかったようですが、やがて深い深い黙想に入りました。そして、父親のほうに向きなおると、「ぼくにボールを投げて！」と言ったのです。想像力によってアリィは新しい世界を生みだすようになっただけでなく、自己を認識し、自分とその他とを区別する「代名詞」を使うようになったのです。

想像力のリアリティ

アリィの例からもわかるように、想像力とは実際にだれにでもある力です。無形なので大切なものだととらえづらいのですが、それはあらゆる変化と成長に欠かせません。大人を対象にした研究では、ピアノの練習を想像力だけで行なった人は、実際にピアノで練習をした人と同じくらい上手に演奏できるようになりました。それだけでなく、頭のなかで練習をした人は、最小限の身体訓練によってより多くの能力を獲得でき、想像力という強力な道具をうまく使うようになったと考えられました。

想像力と創造《クリエイティビティ》力は切り離せません。子どもは、想像力で棒きれを魔法の杖に変えて別世界をつくりだし、そのなかで遊び、発想や行動を果てしなくふくらませます。そのとき脳は新しい回路やパターンを生みだし、それが子どもの一部となっていきます。

アリィの場合、想像力をとりいれると、映像の台詞を言いつづけるという強迫性の反復行為と、それにともなうイライラが軽減されました。想像力が目覚めると脳がうまく働くようになり、彼は「ぼく」と「きみ」を区別し、自分を確立していくという、とても大切な道を歩みはじめたのです。

あなたの子どもに潜む天才

私たちには「拡散的思考力」があります。これは、ある問題に対していくつもの解決法を考えだす能力のことで、たとえばクリップの使い方を何通り考えられるか、というようなことです。[*] 拡散的思考力の測定テストを開発したジョイ・ギルフォードによると、この思考力の持ち主はひとつの問題に対して複数の解決法をたやすく導きだすだけでなく、同時にそれぞれの解決法の使い勝手や独創性、有効性を判断することができました。

三歳から五歳の子ども千六百人を調べたジョージ・ランドの研究では、九八％の子どもが拡散的思考の「天才」に該当しました。子どもたちはじつに想像力豊かでクリエイティブでした。同じ子どもを五年後に測定したところ、「天才」に該当した子どもは三二％にすぎず、さらに五年後では一〇％でした。また、成人二十万人を対象にしたテストでは、拡散的思考の「天才」はわずか二％にすぎませんでした。

このテスト結果が支援を必要とする子どもとどう関係するのかを考えるとき、まず注目

＊拡散的思考（divergent thinking）に対し、さまざまな情報からひとつの解決法を導きだす思考を収束的思考（convergent thinking）という。

〃想像力は、脳が解決方法を導きだすための栄養となります〃

すべきことは、幼い子どもは拡散的思考の天才だということです。子どもたちの脳は創造し、想像し、多様な方法を見つけだすようにできているのです。特別な支援が必要な子どもは、自分の課題に応じた独自の解決法を見つけるために、脳を最高レベルで働かせる必要があります。ハイハイから歩きだすまでの決まった道すじはありませんし、子どもが歩き、話すためにたどる唯一の正しい道もありません。人間の脳には独創的な解決法を発明できるという素晴らしい自由があります。そのための栄養が想像力なのです。

「普通の子ども」が使うとされる方法を特別な支援が必要な子どもに適用すると、能力を十分に開花させるチャンスを逃してしまう——そう私は思っています。歩く、話すといった行為を学ぶための方法を処方できると考えることは、子どもが想像力や拡散的思考力を働かせ、ユニークな方法で問題を解決するチャンスを否定することです。想像力を働かせられるように支援をすると、その子の脳が独自の解決法を導きだすのを助けることになるのです。

「この子は天才だ」

私がフェルデンクライス博士に同行していたころ、四歳の脳性まひの男の子のレッスンに立ち会ったことがあります。初回のレッスンで、この男の子はレッスン台まで五段ほど階段を上らなければなりませんでした。フェルデンクライス博士は、痙縮《けいしゅく》する脚を思うように動かせないこの男の子が、金属製の歩行器を使って必死に階段を上るのを忍耐強く見守っていました。

男の子が三段目に上ろうとしていたとき、彼の動きに神経を集中させていた博士が、私をふりむいてヘブライ語で言いました。「この子は天才だ！」

私は彼のたいへんそうな動きのどこが天才的なのかがわからず、「どうしてですか」と尋ねました。すると博士は、「この子が階段の上り方をどのように見つけだそうとしているか、その方法を見て！」と答えたのです。

この経験が、特別な支援を必要とする子どもをどのように見るかをわからせてくれました。経験を積むにつれ、私は見た目に完璧に、あるいは優雅に何かを達成できるからではなく（たとえば階段をらくらくと上れるなど）、困難に対処する独自の方法を見つけるために想像力と拡散的思考力を使う、その子どもの能力が天才的なのだということを知りました。

支援を必要とする子どもが成長し、発達するために利用しなければならないのは、想像力、拡散的思考力、そして創造力なのです。

空想が脳にもたらすマジック

想像することとひじょうに似ているのが空想することです。子どもはよく空想します。空想するとき、子どもは頭の中という安全な世界で、果てしない可能性を探ることができます。また、空想するとき、子どもはそこに日々の生活で体験する感覚や感情、動き、発想、対人関係をとりいれています。

神経生理学の研究によると、私たちのあらゆる活動は、空間における自分の動きを脳の中でイメージすることによって組み立てられているということです。これは夢や空想のなかで歩いたり、走ったり、泳いだり、テニスをしたりするときとよく似ているそうです。活動を組み立てる頭の中の３Ｄ映像は、視覚だけでなく、あらゆる感覚の情報を含んでいます。たとえば、子どもはマネだけで歩くことを覚えるのではありません。他人が歩くのを観察することで脳が「違い」を認識し、その情報を使って立ち上がり、歩くという動作を組み立てていくのです。私たちは人が歩いたり、走ったり、動いたりするのを見て、自分が同じ体験をしているところを想像します。オオカミと育った子どもはオオカミのように歩き、走り、四つ足で巧みに動き、完全な直立歩行はしませんでした。

想像力や空想力は、活動を頭の中で生きたものにしてくれます。子どもは空想の世界でヒーローやお姫様になり、医者や芸術家や学校の先生になります。のちにそれを職業として選び、まさに夢を実現させることもできます。

想像力や夢を駆使することができるよう、子どもを手助けすること。動くことが難しい子どもなら、その子が内に秘めている、涸《か》れることのないエネルギーと情熱の泉にアクセスできるように支援します。多くの親は、演じることなどを通じて直観的にそのようにしています。たとえば、子どもの手を、お友だちを探して歩いている子猫に見立てたり、母親の手を子猫に見立て、ゆっくり歩いて子どもの頬にすり寄せてみたりします。このようにすると、手に痙縮のある子どもが、興味をもって手を動かそうとするかもしれません。

あなたは、つねに頭を働かせて自分がしていることにしっかり注意を払うべきだと教えられてきませんでしたか？　空想は時間の無駄でしょうか。空想を非生産的と考え、空想にふける子どもをなまけ者とみなす人もいます。しかし、研究結果が示すのは正反対です。ほとんどの時間を目標に向かって考えることに費やし、ときおり、それが無関係の思索に妨害されると思っているとしても、じつは人間は、ほとんどの時間を明確な方向性をもたない、意図的ではない思索にふけっていることがわかってきたのです。

空想しているときには、衝動の制御や判断、言語、記憶、運動機能、問題解決、社会化、自発性、感覚情報の処理に関わる脳のさまざまな領域が点灯します。これは、空想をすると子どもの脳に明かりがつき、活気づくということです。子どもが空想しているとき、その脳は情報を統合し、整理し、あとで利用できるように新しい回路をつないでいる可能性が高いのです。空想とは、特別な支援を必要とする子どもの脳に思いがけない解決法や発明をもたらすしなやかさを与えてくれる豊かな行為です。

授業中に教室で空想にふけっている子どもには、教師が伝えている情報は入っていない

〃空想は時間の無駄ではなく、学びのプロセスをもたらす力となるものです〃

でしょう。そのこと自体はほめられたことではありませんが、そのとき子どもの脳は、教師の発言をもとにクリエイティブな思考をしているかもしれません。ひょっとしたら教師の発言がきっかけで、学びをさらに一歩深めるような発想が生まれているかもしれません。

子どもは、私たちが情報を詰めこむ空っぽの戸棚ではありません。子どもが学ぶプロセスとは、想像力と夢の力をたえず利用する創造《クリエイティブ》的なものです。子どもが学びとることはすべて、その子の脳の中で想像され、発明され、無から形づくられたものです。学びのプロセスが子どもの内部で発生するまでは、何を教えたとしてもその子の役には立ちません。そして、学びのプロセスをもたらす大きな力が空想することなのです。

科学が教えてくれること

想像力や夢が変化をもたらすのは、頭やこころの働きだけではありません。ハーバード大学のアリア・クラムとエレン・ランガーは、客室清掃員として働く七つのホテルの女性八十四人を対象に実験を行ないました。被験者を二つのグループに分け、一方のグループには、客室清掃の仕事はよい運動であり、医師が推奨する活動的なライフスタイルを満たすものだと伝えました。もう一方のグループには何も情報を与えませんでした。一か月間の勤務ののちに身体を測定したところ、情報を与えたグループの被験者は血圧が下がり、体重、体脂肪、ＢＭＩが減りましたが、情報を与えなかったグループには顕著な変化はみられませんでした。この研究は、想像力が測定可能な身体の変化をもたらしたことを示しています。

子どもとともに想像力を利用すると、脳のエネルギーが高まり、どのような取り組みについても成果を飛躍させていくことができるでしょう。

想像力をはばたかせるためのヒントと方法

子どもは一歳を過ぎるころには、現実とそうでないことを区別できるようになり、「ごっこ遊び」をしたり、想像の世界で遊んだりするようになります。子どもの日常に想像力や夢をとりいれるヒントをお伝えします。

遊ぶ

遊びは子どもの想像力をかき立てるもっとも手ごろな方法です。ところが、私たちが子どもとすることというのはひじょうにまじめで型にはまったものが多いのです。特別な支援を必要とする子どもがセラピーを受けるときや家庭教師にみてもらうときは、とくにそうなりがちです。そのようなときはゲームにして想像力をフルに使うようにすると、楽しく、効果も上がります。子どもの体験に喜びや好奇心が加わり、脳の処理能力が高まり、創造力が目覚めます。

子どもといっしょに想像する

想像力が制限されているかもしれない場合、子どもとのやりとりにあなたが想像したことを織りまぜ、反応をみます。お子さんが話すことができるなら、言うことを注意深く聞き、あなたが創作する物語やゲームに子どもの提案を組みこみます。『きかんしゃトーマス』の暗唱を続けていたアリィは、「トーマスは怪獣と戦いにいく」という新しい展開を思いつきました。たいした展開がなくても、間違った方法でゲームをしても、気にしません。ありのままを受け入れましょう。すべては想像の世界なので、間違いなどないのです。

まだ話や自己表現をできない子どもが参加したがっているとわかる場合は、イエスかノーで答えられる質問をたくさん投げかけてください（イエスが小さなまばたき、ノーが人差し指の小さな動きという場合もあるでしょう）。たとえば、「じゃあ、ウサギさんはこれから眠るのかな、それとも弟といっしょに遊ぶのかな」と聞いてみます。子どもの返事を待ち、その返事をあなたが創作する話にとりいれます。

夢を見つける

集中すべきときに子どもがどこか遠い世界にいるようなら、しばらく中断します。それがどのようなものであっても、子どもがその世界にひたれるようにしてください。子どもが幼ければひとりにしておき、自分から戻ってくるまで待ちます。相手の要求を理解する年齢の子どもだったら、しばらく時間を与えたあと、親しみをこめながら「あなたが頭の中で何をしているか、とても興味があるのよ。教えてくれない？」などと尋ねます。

子どもがこの質問の意味を理解しないようなら、自分が創作したファンタジーを話してやり、いっしょに物語をつくってほしいと頼みます。たいていの子どもはこれに乗ってすぐに協力してきます。もっと年上の子どもなら、空想の内容を自分で書いてもらうか、話してもらってあなたが書きとめます。

ただし、空想を利用して、子どもを思いどおりに操作しようとしないことです。たとえば、掃除機の音におびえるお子さんに、怖くないと伝える物語をつくりあげたりはしないでください。お子さんが走ることができない場合、その子が歩いたり、走ったりするあなたの空想を詳しく話さないでください。あくまでも子ども自身の夢であるようにします。

空想タイムを設ける

親子で何かをしようとして行きづまったり、子どもが抵抗してきたときは、空想タイムをとります。子どもといっしょに空想にふけりましょう。

たとえば「じゃあ、休憩しよう。いま、すぐに行きたいところを考えてみて」と声をかけます。子どもが行きたい場所を答えたら、話をふくらませます。「ジャングルジムに登りたいのね。それから、タイヤのブランコね」。さらに詳しくふくらませ、想像上の生き物や現実を超えることもとりいれます。そして子どもに、いま、そこにいたら何をしたいかを説明させます。子どもが望めば、あなたもその世界に入ります。その世界に動きと音楽をとりいれます。歌を歌い、踊り、子どもがどのように活気づくかを注意して見ます。空想の内容を、行きづまったことと結びつけることもできれば、子どもの興味にそってただいっしょに空想することもできます。そのようにすると、子どもは突然、行きづまりを打開できることがあります。

物語を伝える

物語をつくることは、想像し、空想する究極の手段といえます。物語や空想を話すように子どもをうながし、あなたがそれを書きとめて、後日、読み聞かせるのもいいでしょう。夢や夢の一部を演じましょう。子どもの制限がどこにあっても、その周辺で想像力を働かせます。あなたはお子さんといっしょに、なんだって想像することができるのです。子どもにシナリオを考えさせ、それを演じさせます。身のまわりのものを小道具にして物語を演じ、それを書きとめておき、あとで話をふくらませます。あなたが表現力を豊かにすると子どもの脳は目覚め、新しい回路や可能性を生みだしていきます。

子どもの夢を大切に

夢は未来からの使者です。夢は脳を整理し、いちばん高くはばたけるように私たちの翼に風を送りこんでくれます。夢をもち、使命と思えるものをもち、その実現に向かって歩むことは、なによりも大切なことです。お子さんにも夢があります。片時も忘れてはならないのは、それはお子さんの夢であって、あなたのものではないということです。お子さんの夢は、あなたが子どもに対して抱く夢や希望ではありません。子どもの夢を尊重し、それに関心を持ち、敬意を払ってください。

夢は夢。夢というものはその性質上、合理的なものでも正当化できるものでもありません。また、子どもの成長にともなって夢も成長し変化します。ダンサーになることが夢だった軽い脳性まひの少女とのレッスンでは、プロの舞踊団に採用されにくいことはわかっていましたが、「踊る」という設定で毎回の取り組みをしました。すると、この少女は本当に踊ったのです！　まるで花が咲いたようでした。彼女は自分の身体を好きになり、パワーを得ていきました。

発明自由

想像力と夢を使えば使うほど、あなたもお子さんも、これを生活にとりいれる方法を発明していくことでしょう。お子さんについて一番よくわかっているのはあなたです。前進あるのみ。新たな可能性を発見する旅を楽しんでください。

9つめの大事なこと「気づき」

ひとつの花の奇跡をはっきりと見ることができるなら、
人生はすっかり変わるだろう

——ブッダの教え

この仕事についてまもなく、私は、大きな変化をとげる子どもは「ある種の性質」をもっていることに気づきました。当初はその性質を「その子のなかにだれかがいる」としか表現できませんでした。覚醒状態とも、注意力とも、安心感とも、積極性とも違っていて、子どもが自分自身について、また周囲について、「気づいている」としか言いようのない性質です。

子どもが自分に何が起きているか、まわりで何が起きているかに気づいていて、「観察者」となって自分の身体の部位の関係性を探り、自分がしたこと、だれかにしてもらったこと、自分が感じていること、そして予測できる結果との関係性を探っているのです。観察を通じて、子どもは、初めて体験することの結末をも予測しています。

私が赤ちゃんや幼児に「気づき（awareness）」があるということを気にとめるようになったのは、あるときフェルデンクライス博士が、「赤ん坊はものすごく気づいている。気づきがなければ十分に発達できない」と言ったからでした。これには驚きました。バブバブ言って、自分ではほとんど何もできない赤ちゃんに、大人にしかないと思っていた能力があるとはとても思えなかったからです。ところが、赤ちゃんにも「気づく」力があるのです。

赤ちゃんは観察している

オリバーと初めてレッスンをしたのは、生後五週目のときです。オリバーは先天性の関節拘縮《こうしゅく》のために両肘の関節が形成不全で、腕の二頭筋の位置に結合組織がありました。両腕は内側にねじれたまま動かず、肩の関節も、手首も手も指もまったく動きません。私を訪ねてくるまえに腕の訓練を受けたときは、痛がって泣いたということでした。

オリバーは私とのレッスンを楽しんだようで、反応がよく、しばらくすると両腕を動かし、両方の手指も動かしはじめました。赤ちゃんなのでレッスンの合間に母親が授乳します。生後九週目に入ると、母親の腕に抱かれた状態ではなく、寝転がってレッスンを受けられるようになりました。

ある日、仰向けのオリバーを穏やかに動かしていた私は、くしゃみがしたくなりました。オリバーから手を離し、息を吸いこんで、「ハッ……へ、ハッ……ヘッ……ヘッ」――目を見開いたオリバーが、まばたきもせずに見ています。数秒後、「アーッ……チュン！」、勢いよくくしゃみは出ました。オリバーは身じろぎもせずに、まだこちらを見ています。とっさに私は「そう。くしゃみをしたのよ」と言いました。

そのときです。オリバーが「ハッ、へ、ハッ…ヘッ」としたかと思うと、最後に大きく「アーッ、チュン！」とやったのです。

私は「なんてこと！　オリバーは考えることができる！」と思いました。それまでは、九週目の乳児が、見たり聞いたり感じたりしたことを反芻し、わかったことを意図的に表現することができるとは思ってもみませんでした。このときオリバーは「自分のなか」に存在し、外の出来事に興味をもち、観察することができました。そして、観察したことに応じて行動を組み立てることができました。オリバーはどうみても「気づいていた」のです。

「気づき」は行為だ

子どもは「気づき」によって自分や周囲の世界について、ほかの方法ではなしえない理解をしていきます。「気づき」は、混沌とした刺激の洪水に秩序を与えるという、進化する知性のベースにあるものです。

「気づき」の役割は、これを行為としてとらえるとはっきりします。「気づき」とは状態ではなく、私たちが所有するものでもありません。「歩くこと」や「考えること」を所有しないのと同じです。このような行為は、私たちが行なうから存在しますが、「気づき」もそれと同様に「行なう」ものです。私は「気づいている」という動詞を使うようにしています。[*]名詞の「気づき（アウェアネス）」は動きがなく、本人と切り離された状態を連想させますが、動詞の「気づいている（アウェアリング）」は、子どもの行為がダイナミックに進行中であることを教えてくれます。

「気づいている」ときの子どもは、脳のもつ「変化をとげる」力を活用しています。このとき子どもの脳は大きく飛躍し、つぎのレベルのさまざまな能力を獲得することができます。子どもが自分の動きや思考、感情、行為に「気づいている」と、それらが洗練され、奇跡と思えるような変化をとげることも珍しくありません。

自分がいま何をしているかが（自己観察によって）わかり、それを続けるか、やめるか、やり方を変えるか試行錯誤するとき、その子は気づいています。言葉が出はじめるまえから、子どもは気づくことをはじめています。「気づき」のスキルもまた、発達し、進化していきます。ほかのスキルと同様に磨くことができ、磨くほどに上達し、困難を乗り越えていく力になります。

*英語のawareは形容詞であり、「be動詞＋awaring」という進行形の動詞が一般的に使われることはない。本書ではこの進行形の動詞を「気づいている」と訳す。バニエルは、「私はいま、子どもと遊んでいます」と言うのと同様に「私はいま、子どもと気づいています」という表現を使うことを提唱している。

科学が教えてくれること

「気づき」を研究する科学者は、これを正確に定義することが難しいと認識しています。

研究者の多くは「意識consciousness《コンシャスネス》」と「気づきawareness《アウェアネス》」の語を同等に使います。

動物はなんらかの「意識」をもっています。これがなければ、生き延びるための最低限のニーズを満たせません。犬は飼い主のカバンが玄関に置かれていたり、散歩前に飼い主がリードをとりだしたりするのを見ると、つぎに何がくるかをわかります。私が用いる「気づき」は、このような「意識」と同義ではありません。

私は「気づき」という語を、自分を観察し、自分に気づく特別な能力の意味で使います。「自分が知っている」ということを知る能力です。私たちは鏡を見て自分の像が映っていると認識し、私とあなたは違うことを知ります。哲学者はこの能力を「メタ・コンシャスネス」や「メタ・アウェアネス」と呼んだりします。気づきの気づき、あるいは、自分の思考や欲求、感情、信条について考える能力への気づきといった意味です。人間は他の動物のような本能をもたないかわりに、自分や周囲の世界に対する「気づき」を頼りにしています。「気づいている」ことは学ぶこと、そして、脳の神経回路のパターンの統合をうながします。

「気づいている」ことが脳の整理能力や学習能力を向上させることを考えると、七か月の赤ちゃんにもなんらかの気づきの力があることが発見されるのも不思議ではありません。アグネス・コバクスの研究チームは、生後七か月の赤ちゃんが他者のものの見方を考慮することを明らかにしました。この能力には、かつて四歳で芽生えるとされていた自分や他

“自分を
観察する力、
自分の
思考・欲求・
感情の動きに
「気づいている」
ということ…”

人に対するある種の気づきが必要です。コバクスは、赤ちゃんが人の思いを読みとること、また、赤ちゃんが何かに取り組むとき、読みとった相手の思いが本人の思いと同じくらい影響を与えることを発見しました。さらに、相手が立ち去ったあとでも、その相手の思いが赤ちゃんの行動に影響を与えつづけることがわかりました。

マサチューセッツ工科大学のチームは、一歳児が知識を使って小説の展開を驚くほど繊細に予測できることを示しました。また、生後数か月の赤ちゃんが基礎的な物理の法則をしっかりと把握し、物事の展開を正確に、合理的に予測できることも示しました。

人間の発達に根源的・中心的な役割を果たす「気づき」は、生命の始まるときから存在していると考えるのが理にかなっているのかもしれません。この能力も他の能力と同様に、時間とともに発達していきます。

私、そうしてた？——母ジュリアの「気づき」

医師として成功し、パートナーにも恵まれたジュリアは、数年前、娘のシーラを連れてきました。娘は重度のＡＤＨＤと診断されていて、身体の動き、言語、認知に遅れがありました。

初回のレッスンが終わると、ジュリアは娘に靴を履かせようとしました。彼女は語気を強めて「座りなさい」とくり返しましたが、娘のシーラはかまうことなく走りつづけていました。母親の声が強まると、さらに興奮して壁から壁へと走ります。頭のよいジュリアは、複雑な長い文を早口で話します。このとき、ジュリアのなかの「観察者」は明らかに不在でした。ジュリアほど聡明であっても、自分が何をしているのか、自分の声や長くて難しい話し方が娘にどう影響しているのかにまったく気づいていなかったのです。帰るために娘に靴を履かせようとしているだけだと思っているジュリア自身が、自動操縦モードでした。

ジュリアに座ってもらい、指導していいかと尋ねました。「イエス」、即答です。ジュリアの観察者となった私は、彼女に気づいてほしいことがあると伝え、話すときにとても早口で難しい文を使っていることを指摘しました。そのように思ったこともなかったジュリアは驚いていました。続けて私は、そのように話しかけると娘さんはついてこられないのだと言いました。娘さんはとても知的なのに、彼女のいまの脳にはあなたの話し方が早すぎて、強すぎて、難しすぎる、と。

このとき、私はゆっくりと話しました。ジュリアは私を見ながら集中して聞いていました。彼女に対し、一文を簡潔にしてゆっくり話すこと、ゆっくり動くこと、そして、子どもと何かをするときは少ない力でできるように自分自身を観察することを勧めました。さらに、自分のいらだちに気づき、イライラしたときは立ちどまり、落ち着くように言いました。

ジュリアはその場で、やさしい声で、ゆっくり、わかりやすく、娘に靴を履くように言い、反応を待ちました。しばらくすると、メッセージが届いたようでした。シーラは母親を見るとイスまで歩いていき、座っておとなしく足を出したのです。

数週間後、ジュリアは、自分の行為に気づくことで行動が変わり、家庭の雰囲気が変わったと報告してくれました。娘のシーラはいまでは、早口で難しく話しかけられても言われたことをわかりますが、ジュリアは「気づいている」こと、「いま」に存在することを習慣とし、とりわけ娘と過ごすときは好んでそのようにしています。

自分のなかの観察者を目覚めさせる

「気づき」とは、自分の内部に観察者をもつということです。これは、「1つめの大事なこと」の「注意 attention《アテンション》」とは異なります。私たちは自分への気づきなしでも、何かに注意を向けたり、何かをしたり、感じたり、見たり、聞いたり、考えたりすることができます。テレビに注意を向け、夢中になって手を叩き、画面の登場人物に向かって叫んでいながら、自分がそのようにしていることにまったく気づいていないことがあります。これは、内部の観察者が不在の状態です。

癇癪《かんしゃく》をおこしている子どもは、自分がそうしていることにも、それがまわりの人に影響を与えていることにも、まったく気づいていないことがあります。そのとき、子どものな

“「気づき」は自動モードや強迫性の行為の対極にあって、何かを発見し、選びとる脳の働きを高めてくれます”

かの観察者は不在です。脳が自動操縦モードで、いつものパターンにおちいる以外の選択肢がないのです。「気づき」もなければ、選択肢も、自由もない状態です。このとき、そばにいる観察者が子どものなかの観察者を呼び覚ます助けになれば、瞬く間に子どもの行動は変わり、未来の行動までもが変わる可能性があります。

観察者が忘れてはならないのは「中立であること」です。観察するのが役目なので、善悪を判断したり、なだめたり、操ったり、罰したりはしません。子どものなかの観察者が目覚めると、すぐに「気づいている」ようになり、それとともにほかの方法では不可能な飛躍が訪れます。

子どもが「気づいている」ようになればなるほど、この力は高められ、脳の働きと一体になります。「気づき」は、自動モードや強迫性の行為の対極にあって、自由をもたらします。受け身の自動モードになるのではなく、子どもが何かを発見し、選びとることができるように脳の働きを高めてくれるのです。お子さんの動きに強迫性や自動性が強く、それを乗り越えることが難しいと感じているとしたら、「気づき」はその限界を抜けだすための扉です。

「気づき」は波及する

「気づき」の力が研ぎ澄まされた人、自分や周囲に「気づいている」非凡な人と過ごした経験はないでしょうか。たとえばダライ・ラマ、マザー・テレサ、マハトマ・ガンジーといった精神的指導者がそのような人です。学校の恩師がそうだという人もいるでしょう。私にとっては、フェルデンクライス博士がそうでした。

そのような人といっしょに過ごすと、少なくとも一時的に自分が変わることに気づくと思います。思考がはっきりし、心が落ち着き、より寛大で思いやりをもつようになるものです。自分の一番よいところが引き出され、物事をそれまでとは違って認識できるようになることに気づく場合もあるでしょう。拡大された「気づき」の力が、周囲の人たちを高めてくれるのです。

これと同じように、あなた自身の気づきが子どもを高め、その脳に変化をもたらす力になります。あなたの気づきとあなたのなかの観察者のパワーは、ドミノ倒しのように波及して家族一人ひとりのストレスを減らし、それぞれのよいところを引き出し、たがいの絆を強め、家庭を変えていくものです。

気づきを増やすためのヒントと方法

「気づき」はあなたから始まる

日常生活で何かに「気づく」ことはだれにでもあります。たとえば、朝起きたときに背中がこっていることに気づき、前日に重い荷物をひとりで運んだことを思い出し、自分がひとりでなんでもすることに気づき、つぎからはだれかに手伝ってもらおうと考えることです。これは思いがけず気づくというレベルですが、意識的に気づきをとりいれることもできます。スーパーのレジに並ぶときに「気づいている」ようにすれば、支払いを早くすませたいあまり、前の人との距離を無駄に縮めている自分に気づくかもしれません。将来の特定の状況について気づくこともできます。

自分が経験していること、考えていること、感じていること、行なっていることにただ気づくことで、気づきのスキルは磨かれます。日常生活は、気づきのチャンスでいっぱいです。このスキルは鍛えると新しい次元に入ります。すると、感情や認知が深く関わる複雑な状況——初めてのことに挑戦するなど——にも対応できるようになります。気づくことが上手になってきたと感じ、気づきが高まってきたら、子どもと向きあうときにとりいれます。

子どもといっしょに「気づく」

最初は、おたがいにストレスの少ない活動や状況から始めます。たとえば、いっしょにビデオを観ます。そして、ときどき、画面ではなくお子さんの様子を観察します。あなたは何に気づくでしょうか？——子どもが集中しているときは姿勢が変わることに気づくかもしれません。それまで見せたことのない表情や、いつものうれしそうな顔や悲しそうな顔をしていることに気づくかもしれません。つぎに注意を自分に向け、自分を観察します。そのときの自分の気持ち・考え・欲求に気づくでしょうか。身体はどうなっていますか。快適ですか。隣に座っている子どもとの距離はどうですか。その距離は好きですか。

数日間、日常のなにげない場面で気づきをとりいれたあとは、少し難しい場面でとりいれます。家でレッスンをするとき、宿題を手伝うとき、遊び場で子どもが困った振る舞いをするときなどです。子どもと向きあうときは、まず立ちどまり、自分が何を感じているかに気づいてください。――困惑、責任感、落ち着き、おびえ、手に負えないという無力感、疲れ、絶望、希望……何を感じていますか。子どもに愛情を感じますか。いま、何が必要ですか。満足していますか。それともだれかの手が必要ですか――。

「気づいている」ことに集中し、自分が何に駆りたてられて行動しているかに、ただ気づくようにします。自分を評価することはしません。正解はないのです。「気づいている」とは、自分の内側をすばやくスキャンすることだと思ってください。

本当に子どものため？

子どもに「気づき」を向け、お子さんと何をしたいかを決めます。子どもをひとりにして観察するのもいいでしょう。始めるまえに自分に問います。私はだれのためにこれをするのか。子どものため？　自分のため？　おたがいのため？

親は「子どものために」という思いからさまざまなことをしますが、気づきを活用すると、じつは子どものためではないことも多いことに気づきます。焦るあまりの行動や、「権威」に従っているだけのこと。子どものためと思いこみながら、気分しだいで行動していることもあります。「気づいている」ようになるだけで、子どもとすることをもっと自由に決められるようになります。あなたの気づきが子どもの可能性を高め、子どもが自分に気づき、その脳が課題を解決していく力になります。

子どものなかの観察者を目覚めさせる

子どもが起きているあいだは、あらゆることが「気づき」のスキルを高めるチャンスです。子どもにとってはゲームのようなもので、一度「気づき」が目覚めると、どんなときにも利用できるようになります。

食事など、子どもにとって簡単で快適なことから始めましょう。哺乳びんを使っているなら、あたりまえに吸わせるのではなく、しばらく待ってください。哺乳びんを顔から数センチ離し、注意をひくために指先でびんをトントンと叩いてみます。あるいは、びんの底をお腹や足の裏にやさしく当ててみます。子どもが注意を向けたら、びんを顔に近づけ、乳首を軽く口に触れさせて、離し、数秒待ちます。たいていの場合、子どもは自分の期待が実現しなかったことに気づきます。そこで、哺乳びんを見せて軽く叩きながら「びん、ミルク、ほしい？」と声をかけます。子どもが頭を動かすか、視線を哺乳びんに移したら、乳首を唇に触れさせてから口にふくませます。

つぎの授乳は哺乳びんを軽くトントンと叩くところから始め、お子さんがすぐに目を覚まし、哺乳びんに気づくかを観察してください。お子さんは、何があるかをわかり、それを求めているでしょうか。

質問の力

質問をすることは、「気づき」の力を高めるためにとても有効です。質問をすると、子どもは少なくともイエスかノーのどちらかを選ぶことになります。「今日は何をする?」といった自由回答の質問もできますし、「りんごかフライドポテトかサンドイッチ、どれがいい?」などと、複数のなかから答えを選ぶ質問もできます。

質問に答えるとは、選択肢に気づき、そこから選び、ほかのものではなくこれを選んだとわかることです。「選ぶ」というのは、自動モードや気づけないでいることの対極にある行為です。質問によって子どもの脳を目覚めさせる方法は無限にあります。

遊ぶときも、ちょっと工夫をしてみましょう。お子さんの右手の甲に無害のマーカーで猫の絵を描き、左手の甲には犬の絵を描いておきます。ジャングルジムで「先にバーをつかむのは、犬かな?それとも猫かな?」と質問してみます。するとお子さんは左右の手に注意を向けて、どちらかを選ぶことになります。ボール遊びをするときも同じようにできます。手だけでなく、左足にアヒル、右足にお花の絵を描いておき、キャッチボールをするときに「ボールを受けるのは猫と犬かな?アヒルとお花かな?」と質問します。

子どもが癇癪をおこしてゲンコツで床を叩いているときは、自分の行為に気づいていないものです。子どもが気づき、自動モードから抜けだせるように質問をしましょう。「叫んでるの？　ママ（パパ）にはよくわからないから、もっと大きな声で叫んでみて」と声をかけます。子どもの声が大きくなれば、自分の行為に気づいたということです。「声が大きくなったね。さっきよりよく聞こえるよ」と言います。声が大きくならなければ、床を叩いているゲンコツに注意を向けます。紙きれをもっていき、その紙を叩けるかどうか聞いてください。そして、子どもの様子が変わるかを観察してください。このとき、「怒ってるの？」などとは聞かないことです。子どもの行為を解釈するのではなく、具体的に観察できることについてのみ質問をしたり、話をします。

親が自分の感じていることや行ないに気づき、子どもをよく観察して適切な質問を投げかけると、子どもは「自分に気づく」ことができるようになります。そこから、学びと成長が開花します。「気づいている」ということ、そして自分で選択をするということが、脳を目覚めさせてくれます。このとき、分化はきわめて活発です。これは、脳の中にパッと明かりがついて新しい可能性や組み合わせが生まれるようなもので、お子さんの大きな飛躍へとつながっていくことなのです。

おわりに

「限界を超えて」

可能なことの限界がどこにあるかは、
限界を超えてみないとわからない
——アーサー・C・クラーク(英国出身のSF作家)

私は親御さんに、「限界の向こうを見て〝全力で挑戦して〟」と伝えています。ですが、これは、さまざまな制限がないという意味ではありません。生後四か月の赤ちゃんにスケートをさせたりしませんし、スーパーマンのように空を飛ぶことを夢想する子どもがいたとしても、実際に飛ぶことはありません。人として生まれたことによる制限は確かに存在します。特別な支援が必要な子どもも、そうでない子どもも、その子どもの能力を超えるものはつねになにかしら存在します。

成長し、学ぶということは、どんな子どもにとってもたいへんな挑戦です。特別な支援が必要な子どもの場合は、挑戦が幾重にも重なります。それでも、私が限界を超えて考え、全力で挑みましょうというのには理由があります。

それは、「限界とはつねに変わっていくものだ」ということを忘れないためです。限界を変えていくのは科学の発見、支援を必要とする人たちに対する社会の見方、そして、この課題に熱心に取り組む人たちによる発見です。外部から課せられる限界は、つねに押し広げられています。支援を必要として生きるだけではなく、力強く成長し、人生を満喫し、けたはずれとさえいえる生き方をする人たちが、あらゆるところにいます。本書の冒頭で紹介したエリザベスもそのひとりです。

エリザベスのような症状は多大な制限をもたらすと述べる専門家がいまでもいますが、三十代の彼女は二つの修士号をもち、結婚し、事業を経営し、「情熱を注ぐものが見つかった」と言っています。そして、エリザベスも彼女のまわりの人たちも、人生を謳歌しています。私たちが関わった子どもたちの多くが、当初の想定よりもはるかに豊かで充実した人生を歩むように成長していきました。

もちろん、エリザベスをはじめとする子どもたちは、自分の力だけでいまの地点に達したわけではありません。そこには子どもを愛し、制限された未来を思い描くことを拒否し、希望をもちつづけた親がいました。この子どもたちは、限界に焦点を合わせることで打ちのめされるのではなく、可能性と向きあうという私たちの取り組みからも大きな力を得ました。私たちは子どもに内在する力を生かし、それを発展させることができました。新しい可能性は無限にあると信じる親、科学者、医療関係者、プラクティショナー、介助者、そして支援を必要とする子どもや大人自身の取り組みがつながりあい、想定された限界をつねに押し広げています。

限界がないということは、個人の生きざまによっても、たえず変化する社会の価値観によっても示されています。腕や脚がなくても走り、泳ぎ、スキーをし、車イス競技をはじめ多様なスポーツに参加することができます。限界の向こうを見ることがどれほど大切かを教えてくれるヒーローやヒロインが日々、誕生しています。

生まれつき両手両足のないカイル・メイナードは、レスリングのチャンピオンです。彼の講演は私たちの胸を熱くしてくれます。スティーブン・ホーキングは二十一歳で筋ジストロフィーと診断され、長くは生きられないと宣告されましたが、診断から五十年をへたいまも世界的な理論物理学者です。[*] 彼は片側の頬しか動かすことができません。先天的に両腕がないバーブ・グエラは結婚して三人の子どもを育て、自分で買い物をし、車を運転し、毎日ジョギングをします。世界最大規模のスポーツ大会であるスペシャル・オリンピック（おもに知的障害をもつ人たちによる）には、これまでに百五十か国以上から三百万人を超える選手が参加しています。ハンディのために予想されるあらゆる困難に挑み、限界を超える人生を送る医師・弁護士・科学者・研究者・家庭人たちがいます。

子どもが特別な課題に直面するとき、そこに関わる人たちは、その子に何が必要かを見きわめ、最善の支援方法を見つけださなければなりません。私は本書で、ほぼどんなときも目覚めさせることのできる豊かな可能性を明らかにし、これを実現する方法を示そうと試みました。そして、限界を超えるとはどういうことか、全力で挑戦するとはどういうこ

＊スティーブン・ホーキング——一九四二—二〇一八。

とか、また、問題の解決方法はつねにこれから生みだされるものだということについて、私の考えをお伝えしました。

三十年以上におよぶ取り組みを通じて、私は、本書に示した「9つの大事なこと」が子どもの状況を変え、その子が限界を超えていくために役立つことをくり返し経験してきました。「9つの大事なこと」は、あなたとお子さんの脳の無限の可能性を探り、目覚めさせるためのガイドです。これは脳が上手に働くようになるための支援の方法であり、その核となるのは、子どもの脳という奇跡です。実践を通じて、子どもの脳はたえず識別を細かくし、動き・感覚・考え・行ないを洗練させるチャンスを得ることができます。子どもはつねに能力を高め、成長を続けることができるのです。

特別な支援を必要とする子どものための目標がひとつあるとするなら、それは、その子が「充実した意味のある人生を送ること」でしょう。これはすべての子どもにとっての目標でもあるはずです。最後に、テンプル・グランディン（米国の動物学者、自閉症をもつ）の言葉をご紹介したいと思います。

「親や教師は、子どものレッテルではなく、子ども自身をみるべきです。（中略）現実的な期待を抱きながらも、その子の内に静かに潜み、表出するチャンスを待っているかもしれない才能の芽を見過ごしてはなりません」

よくある質問と答え

＊面談やワークショップのときにいただいた質問をもとに、このコーナーを用意しました。参考にしてください。

Q――アナット・バニエル・メソッドは、どのような状態の役に立ちますか？

A　この取り組みは、脳とその働きに注目するものです。「学びのスイッチ」をオンにすることができ、新しい動きや行動のパターンを脳が生みだす支援をできるのであれば、どのような子どもであっても取り組むことができます。これまで、さまざまな診断を受けた、多種多様な状態の子どもたちに対して成果を上げてきました。

Q――「9つの大事なこと」を活用すれば、私の子どもはまったくノーマル（普通）になりますか？

A　イエスとお答えできたならと思いますが、私に言えることは、これをしっかり活用すればお子さんは変わりはじめ、より多くのことができるようになるでしょう、ということです。

Q――取り組んでも効果が出なくなる年齢はあるのでしょうか？

A　脳の可塑性に関する研究は、何歳でも脳は変わることができると示しています。気にとめておいたほうがよいのは、困難が大きいほど、また年齢が高いほど、特別な挑戦が必要になるだろうということです。脳が、動きの制限を含むさまざまなパターンをすでに形成していると思われるためです。

子どもがどの程度よくなるかを事前に知ることはできません。わかっているのは、もし何もしなければ、あるいは、その子がこれまでしてきたことと違うことをしなければ、おそらく、よくはならないだろうということです。究極的には人生の質・生活の質の問題です。たとえ歩けるようにはならなくても、車イスを使っている子どもが楽に動き、深く呼吸し、気分がよくなれば、その子はより楽しく充実した人生を歩めるようになるでしょう。

Q――プラクティショナーによるレッスンは、どのように行なわれますか？

A　初回のレッスンでは、子どもとプラクティショナー、親の相性をみます。継続を希望されたら、最初のうちは、数週間おきに集中レッスンを受けることを勧めています（私たちのセンターでは通常、五日間に十回のレッスンを行ないます）。効果が上がりそうなときは、週末をのぞき、数週間続けてレッスンを行なうこともあります。お子さんがよくなるにつれて回数を減らしていきます。

プラクティショナーが支援のパートナーになると、「9つの大事なこと」を自宅で実践していくときに心強く感じると思います。また、プラクティショナーを通じて、支援を受けているほかの家族と知りあうことができます。これは素晴らしい財産となるはずです。

Q――レッスンを始めてどれくらいで変化を期待できますか？

A　ほとんどの子どもが初回のレッスンで変化を始めます。変化というのは、それまでセラピーなどを嫌がった子どもがレッスンを楽しんでいたり、よく食べるようになったり、よく眠れるようになったりするということです。三回から五回のレッスンを受けて様子をみてもらい、有益だと思えば継続してもらうようにしています。みなさんが期待するような明らかな変化も現れます。動きがよくなる、発語が明瞭になる、コミュニケーション能力が高まる、思考がはっきりするといったことです。もちろん「9つの大事なこと」を家庭で実践すれば、子どもに変化がみられるはずです。

Q――レッスンは、いつやめればよいのでしょうか？

A　「9つの大事なこと」をお子さんやあなたの生活にとりいれることをやめないでください。これは脳の栄養です。成長し、変化するための新しい情報を一生のあいだ与えつづけてくれるものです。たいていの人が「9つの大事なこと」をすぐに生活にとりいれるようになりますが、その理由は、それまでしてきたことを、より簡単に、より豊かに、満足感をもってできるようになるからです。

個人レッスンに関しては、お子さんが学校で能力を伸ばし、ほかの子どもたちといっしょにやっていけるようになったらやめどきです。大きな変化のあとは、レッスンが何回か必要かもしれません。身長などの成長が加速したとき、思春期、病気、引っ越し、家庭環境の変化、家族の死や誕生を経験したときなどは、レッスンを受けるとよいでしょう。

Q——子どもに装具を着けるように言われたのですが、着けても大丈夫でしょうか？

A　装具などの使用を決めるときは、「9つの大事なこと」にたち返ってください。子どもは一人ひとり違いますし、状況もみな違います。矯正具をつけると、「動きに注意を向けること」と動きや感覚の「バリエーション」が制限されます。一方で、術後などに一時的に装具の着用が必要なこともあります。装具は、制限の度合いや、身体を覆う範囲を調整して作ることができます。動きのバリエーションを加えるために、一時的に使うことも可能です。

最終判断は、着用したときの子どもの反応をみて行なってください。それがいちばん重要です。

Q——補助器具についてはどうですか？

A　装具と同じように考えることができると思います。車イスや歩行器などが必要な場合は、いつ、どのようなものを、どの程度使うかを、やはり「9つの大事なこと」に照らしあわせて考えてください。たとえば、私は、後方支持型の歩行器は使わないようにお願いしています。後ろに寄りかかって腕の力で身体を支えてしまうため、しっかり立つことにはならないからです。動きのバリエーションがなくなり、過剰に力を入れるようになりますし、立って歩くという厳格な目標にとらわれると子どもの本当の能力が見えなくなります。一方、前方支持型の歩行器は、子どもが立ち上がって自分で手すりをつかめる状態であれば、ひとりで歩けるようになるまでの移行手段として有効だと思います。

Q——医学的な治療、とくに外科手術についてどう思いますか？

A　医療の重要性はいくら強調しても足りません。私たちが出会ってきた子どもの多くは、現代医療の助けがなければ生きられなかった子どもたちです。外科手術のようなもとに戻せない処置を勧められたときは、短期的・長期的な影響を考え、時間をかけて全体をみて決断してください。脳に与える影響、「9つの大事なこと」との整合性はもちろんのこと、感情面や社会生活への影響、お子さんが体験すると思われる痛みについても考慮しましょう。もちろん、生死に関わるような場合は、じっくり考える時間はないでしょうし、すでに関わってくれている人が頼りになると思います。

Q――子どもの学校をどのように選べばよいですか?

A　教師たちが可能性に目を向け、お子さんが抱える困難にたじろがない学校を探してください。車イスや歩行器を使用する場合は、学校で自由に動くことができるかどうか、動きが制限されるようなら、日中、ある程度の時間、車イスから床に降りることができるかどうかを確認しましょう。学校の都合よりも、子どもにとって何が一番よいかを考慮してくれる学校を探すようにしてください。「9つの大事なこと」と矛盾しない対応をとる教師がいるといいと思います。

Q――遊具やおもちゃは、どのようなものがよいですか？

A　やはり「9つの大事なこと」を念頭においてください。一例をあげると、ジョニージャンプアップ（吊り下げ歩行器）は、子どもが自分の力で立つようになるまえに、立つ姿勢を強いる遊具です。身体を締めつけ、「動きに注意を向けること」を妨げますし、脳が能力を獲得していくために必要な「バリエーション」「微《かす》かな力」「ゆっくり」とも相容れないものです。

Q――主治医から、「あなたの子どもは一生歩けるようにならない」「話せるようにならない」「その他の能力も身につかない」と言われました……。

A　医師の診断は、いま子どもにみられる限界にもとづくものです。そのような診断は、いまの状態が続くか、将来悪くなると想定していることが少なくありません。「適切な状態にある脳は変化する力をもっている」ということが見過ごされていると思います。さらにいえば、未知の事柄を受け入れる姿勢が忘れられています。人間の知の限界はたえず変化しています。つねに最先端の発見があります。いまある限界に縛られるのではなく、だれにも確かなことはわからないという前提で可能性の扉を開け、全力で進みましょう。

Q――「9つの大事なこと」は、ノーマルな発達をしている子どもにも役立ちますか?

A もちろんです。「9つの大事なこと」はすべての人間の脳に当てはまります。健康な子どもの脳はこれを最適な条件で活用できます。健康な子どもたちと実践してみてあまりにも効果があったので、あらゆる子どもにレッスンを行なってほしいという要望もありました。でも、みなさんは待つ必要はありません。本書の内容はすべての子どもの身体面・認知面・情緒面での発達を助けるものです。

訳者あとがき

本書の著者であるアナット・バニエルを知ったきっかけは、私が引っ越しを機に近所の福祉施設に勤務したことでした。そこは重症心身障害者とよばれる方たちが利用する施設で、私のおもな仕事は利用者の食事と排泄の介助です。最初に担当した二十代の男性は、腕や脚が小枝のように細く、つねに身体のどこかをカクカクと動かしていました。目は焦点が合っていません。声をかけてみても、手を握ってみても、こちらに注意を向けることはなく、カクカクと動きつづけています。

彼は片方の手にミトンをはめられていました。理由は、指で自分のまぶたを突っつき、眼球を押しだしてしまうからでした。

なぜ彼はそんなことをするのか？　痛くないのか？　何を感じ、考えているのだろう？　彼と心が通じることはないのだろうか？　手当たりしだい、日本語の書籍や専門誌に目を通しましたが、答えは見つかりません。英語でインターネットを検索し、たどりついたのが本書の原書、*Kids Beyond Limits* でした。

原書を読み終えた私は、この男性の食事を介助するとき、おかゆをのせたスプーンを口の手前で止めてみました。

——十五秒ほど待ったでしょうか。カクカク動きつづけていた身体が止まりました。目は天井を向いています。「おやっ」という表情です。

出会って九か月目にして、初めて、それまで遠い世界にいるとしか思えなかったこの男性と「つながった」と感じた瞬間でした。

日本の障害者福祉の現場の多くは、現代のあらゆる歪みが凝縮されたような場所でしょう。施設などで働くスタッフは、人手不足のなか、時間内に、正確に、決められた手順どおりに仕事をこなすことを求められ、そうするよりしかたないのが現状かもしれません。

しかし、毎日、毎回、同じ方法で介助することによって、本人の能力を制限してしまっているとしたら、どうでしょうか。

そもそも、乳幼児期から行なうリハビリや訓練によって、「できない」という経験を脳が学んでしまっているとしたら、どうでしょうか。

アナット・バニエルは、相手とつながって「学びのスイッチ」をオンにすることができれば、まさに、だれもが能力を伸ばしていけるということを体当たりの実践で示しています。その彼女の取り組みの真髄である「9つの大事なこと」を紹介したのが本書です。「9つの大事なこと」の実践者が増え、わらにもすがる思いでいるであろう親御さんやさまざまな現場で模索を続けるみなさんが、支援を必要とする子どもや大人とともに変わり、成長の喜びを分かちあえるようになれたら、どんなに素晴らしいことかと思います。

本書は、共訳者の瀬戸典子さん、太郎次郎社エディタスの北山理子さんとのチームワークによって実現しました。瀬戸さんは「9つの大事なこと」の普遍性を即座に見ぬき、出版社への働きかけをためらう私を後押ししてくれました。北山さんはバニエルの取り組みの革新性を理解し、随所でじつに的確な助言を与えてくれました。

翻訳にさいしては、子育て中の親御さんを念頭に、読みやすい日本語にすることを心がけました。邦訳の責任は、下訳と最終確認を行なった伊藤にあります。なお、参考文献など原書の巻末資料は、太郎次郎社エディタスのウェブサイト（本書の紹介ページ）からご覧になれます。

バニエルとめぐりあい、このような機会を与えられたことに感謝しています。

本書では、“children with special needs”を「障害児」ではなく、「特別な支援を必要とする子どもたち」と訳しました。可能性に目を向けるバニエルの取り組みは、「障害」はけっして固定されたものではないことを示しています。彼女の師、モーシェ・フェルデンクライスは生前、「健康な人とは自分の夢を十分に生きる人のことだ」と言いましたが、やりたいことができる状態を「健康」だと考えるなら、何が「障害」か、また、「支援」とは何かがみえてくるように思います。

なお、本書と同時刊行の『動きが脳を変える』（アナット・バニエル著、瀬戸典子・伊藤夏子共訳）は、「9つの大事なこと」を利用して大人が活力をとりもどす方法を紹介した実践書です。二冊の翻訳作業を進めながらその内容を実践したことで、毎日、さまざまな発見（気づき）がありました。「気づき」と「熱狂」がいまも続いていることをご報告しておきます。

二〇一八年六月　伊藤夏子

追記―本書を翻訳中、かつて日本にも身体の動きと脳の働きに着目し、自閉症や脳性まひなどの子どもを健常児とともに〇歳から預かった保育者がいたことを知りました。斎藤公子（一九二〇―二〇〇九）の先進的な保育理論と実践については、関連書籍等が出版されています。

著者

アナット・バニエル Anat Baniel

米国在住。科学者の父と芸術家の母のもと、イスラエルで育つ。大学では統計学を専攻。人間の脳への関心から、身体運動の意識化を探究したM・フェルデンクライス博士（1904〜1984）に師事。脳性まひをはじめとするスペシャル・ニーズの子どもたちとの30年以上にわたる取り組みを通じて、脳の可塑性を利用して本人の能力をひきだす手法（アナット・バニエル・メソッド）を編みだす。動き、感じ、考えるひとりの人間として子どもを総体的にとらえるそのアプローチは、自閉症スペクトラム、脳性まひ、ADHD、腕神経叢損傷、傾頸などさまざまな症状をもつ子どもたちへの取り組みを可能にさせた。臨床心理士であり舞踏家でもある。カリフォルニア州マリン郡のアナット・バニエル・メソッド・センターには、世界中からレッスンを希望する親子が集まる。

www.anatbanielmethod.com

訳者

伊藤夏子（いとう・なつこ）

1972年生まれ。国際基督教大学卒業。学習塾講師、報道番組制作を経てドキュメンタリー番組リサーチャー。15年にわたり英語文献の調査・翻訳に携わる。2016年8月〜17年12月、重症心身障害者施設にて非常勤指導員。

訳者

瀬戸典子（せと・のりこ）

1960年生まれ。東京女子大学文理学部卒業。企業勤務を経て学習塾経営。翻訳家として音楽・科学・歴史・ビジネス分野での翻訳多数。英語や小論文指導に加え、特別支援のレッスン、能力開発に取り組んでいる。

限界を超える子どもたち

脳・身体・障害への新たなアプローチ

2018年8月10日　初版発行
2020年2月20日　第3刷発行

著者 —— アナット・バニエル

訳者 —— 伊藤夏子・瀬戸典子

装画 —— nakaban

デザイン —— 芝　晶子（文京図案室）

発行所 —— 株式会社太郎次郎社エディタス
東京都文京区本郷3-4-3-8階
〒113-0033
tel 03-3815-0605　fax 03-3815-0698
http://www.tarojiro.co.jp/
tarojiro@tarojiro.co.jp

印刷・製本 —— 三松堂株式会社

定価はカバーに表示してあります
ISBN978-4-8118-0830-7　C0077